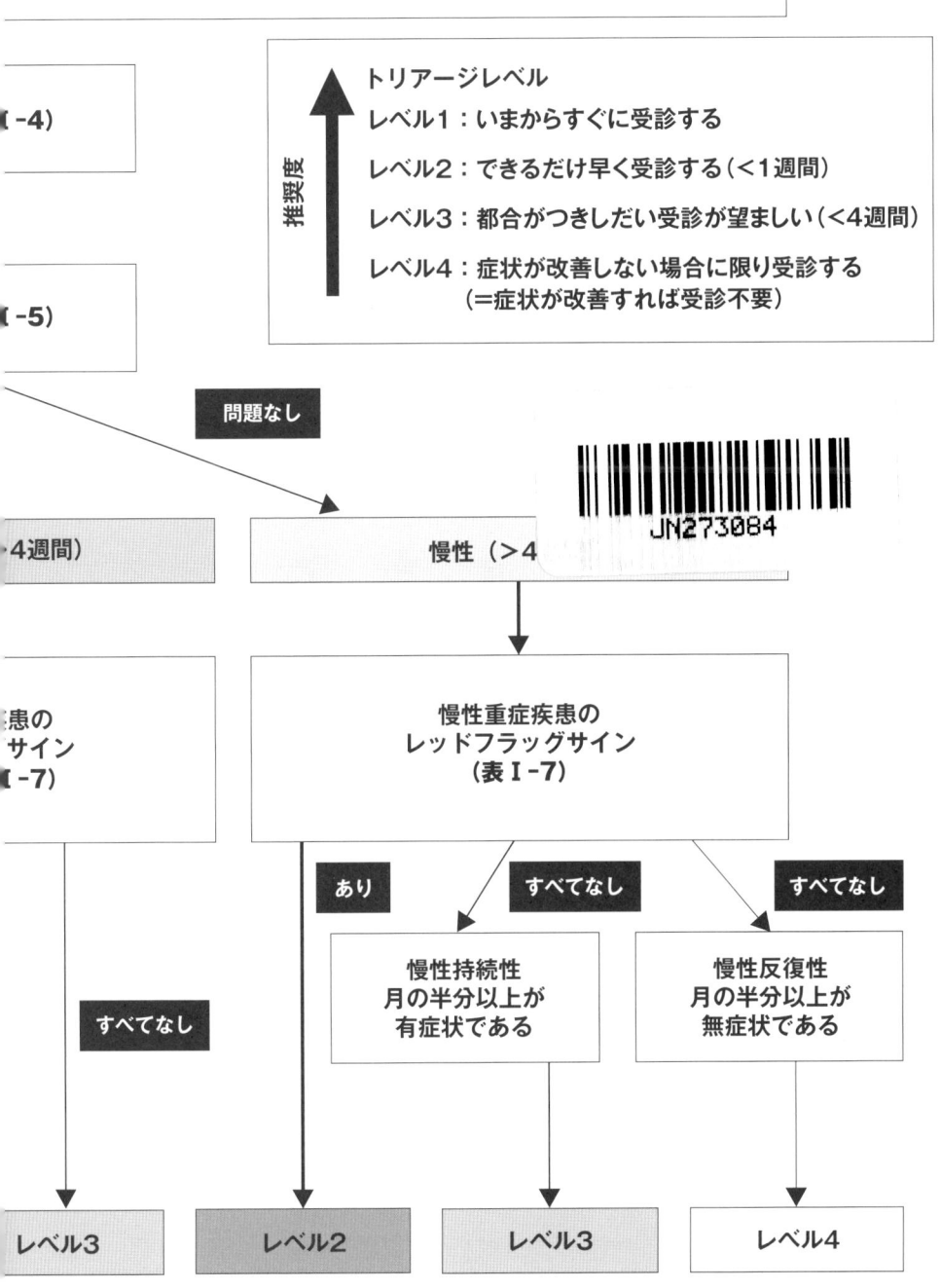

その時、薬剤師は
どのように判断するか

フローチャートによる
トリアージ
実践マニュアル

佐仲雅樹 著

丸善出版

その時、薬剤師はどのように判断するか？
推薦の言葉にかえて

　医薬分業は街の薬局と薬剤師に思いがけない変化をもたらしたのではないか？その一つは薬局で取り扱う医薬品の主力が一般用医薬品から医療用医薬品に代ったことである。その結果、一般用医薬品の供給はドラッグストアやネット販売などに委ねられることになり、医薬品供給経路の細分化をもたらした。

　このような医薬品供給経路の細分化は、個々人の薬物療法全体（一般用・医療用、サプリメント等）の整合性を確保するうえで望ましい状態ではない。そもそも、生活者が最初に医薬品に触れることになるセルフメディケーションにおいて、薬剤師の関与が希薄になったこと自体、医薬品の適正使用の観点から極めて憂慮すべき事態である。街の薬局がセルフメディケーション支援機能を整備して、一般用医薬品供給拠点として復活できるか否かは、その存在意義を左右する大きな問題であると筆者は考える。セルフメディケーション支援機能とは単に一般用医薬品等の販売に留まらず、地域生活者の健康維持・増進、重症疾患の早期発見、疾患の重症化の予防、そして薬物療法の整合性を確保するうえで不可欠な機能であることを忘れてはならない。

　さて、街の薬局の変化は、当然、そこで活動する薬剤師にも大きな変化をもたらしたことは想像に難くない。"判断を迫られる機会"の減少、である。薬剤師は調剤業務において何らかの判断が必要な場合、処方医に疑義照会し判断は医師に委ねれば事が足りてきた。しかし、セルフメディケーションの支援を行なうためには、薬剤師自らが判断することが求められる。目の前の生活者への対応方針、薬物療法を決定するという点で、調剤業務にはない責任を負わなければならないが、同時に専門家としてのやり甲斐もあるのがセルフメディケーションへの関与ではなかろうか。

　多種多様なニーズをもって来局する地域生活者と向かい合ってその問題を解決する過程では様々な判断が必要になる。薬剤師は何を根拠として、どのような判断を下せばよいのか？　本書にはその解を導き出す一連のプロセスが記述されている。本書は診断学の解説書でも、単なる薬の解説書でもない、新しい視点から薬剤師の判断形成過程を薬局トリアージ・システムとして体系的に、かつ平易に解説した良書である。

従来、セルフメディケーションの方法論としてトリアージの必要性は認識されてきたが、多分にイメージだけで論じられてきた感がある。トリアージを行なううえで、もっとも肝要なことは誰が行なっても同じ結論に至ることであるが、そのためには収集すべき患者情報、得られた情報を評価する基準、それらをもとに患者をどのように類型化すべきかを明確に定義することが必要である。本書ではそれらの事項の解説はもとより、トリアージを補完するうえで欠かせない"Safety netting"にも言及している。Safety nettingの概念は薬剤師の情報提供のあり方を考えるうえでも多くの示唆を与えてくれる。さらに本書には一見軽症にみえる重症疾患に関する解説や、トリアージの流れをシミュレーションするために実症例をモデルとしたケーススタディも記載されており、読者の理解が一層深まることが期待される。

　今後、街の薬局が地域医療の中で名実ともに"かかりつけ薬局"となり、そこに勤務する薬剤師が地域住民のライフステージ全般を通して身近な相談相手となるために、本書は多くの薬剤師にお勧めしたい一冊である。

　2014年4月

一般社団法人 宮城県薬剤師会 会長
佐 々 木 孝 雄

はじめに
理論に基づいて的確に判断するために

　一般用医薬品（OTC薬）のインターネット販売に関する議論は記憶に新しいところであるが、その顛末はおくとしても、議論の底流でOTC薬に関わる薬剤師の姿勢が問われているのは間違いない。これまで多くの薬剤師が真摯に来局者に向かい合ってきたことは疑うべくもないが、これからはさらに「患者をみる力」を高め、その姿勢を一般市民に積極的にアピールして信頼を勝ち取っていく必要がある。薬局薬剤師の「患者をみる力」とは、すなわち「トリアージ」の能力である。薬剤師は来局者の病状を適切に把握し、病院を受診したほうがいいのか、あるいはOTC薬によるセルフメディケーションでいいのかを、責任をもって判断しなければならない。薬局は単にOTC薬を販売する場所ではなく、一般市民のセルフメディケーションを安全に行えるようにリスクマネジメントする場所なのである。

　トリアージを行なうにあたって、いくつかの懸念を抱く薬剤師もいるだろう。膨大な数の疾患を知らなければ、判断できないのではないか？　身体診察や検査をせずに病状は把握できるのか？　しかし、このような懸念はあたらない。医師が診断でもっとも重視しているのが問診であることを考えれば、問診によるトリアージは薬局で十分可能である。また、「診断理論」を理解すれば、限られた数の重要疾患の知識に基づいてトリアージできる。

　トリアージは薬剤師個々の経験則でなく、綿密な診断理論に基づくシステム（体系／マニュアル）でなければならない。そうであってこそ、誰がやっても一定の精度で判断ができるようになり、かつ後進に正確に伝えていくことが可能となる。本書で提示するのは論理的なトリアージシステムであり、本書が目指すところは、このシステムを理解し、実践してもらうことである。トリアージシステムというと大げさだが、OTC薬に慣れたベテラン薬剤師にとっては、「これまでやってきたことと同じだ」と感じる部分が多いのではないだろうか。ベテラン薬剤師にとって本書がもつ意義は、これまでやってきた自身の経験則が理論的に正しいことを知ってもらい、自信をもって日々トリアージを実践し、また後進を理路整然と指導していただくことである。一方、調剤業務が主体でOTC薬に不慣れな薬剤師は、このトリアージシステムを「複雑でとっつきにくい」と感じるかもしれない。

はじめに

しかし、その理論背景は「問診と視診で重症度と緊急度を判断する方法」という点で一貫しており、決して膨大な知識を必要とするものではない。まずは内容に一通り眼を通してもらって、とにかく実践することが大切である。その過程でシステムに慣れ、経験を増やしていくと、しだいに自信がもてるようになるだろう。さらなるトリアージ能力向上には、詳細な症候学的知識が必要となるが、その際は、拙著「薬剤師のトリアージ実践ガイド　丸善出版（2012）」を参照していただければ幸いである。

本書の執筆にあたってもっとも骨を折ったのは、「どうすれば、実際の現場にフィットするトリアージシステムになるか？」ということと、「いかにして、医師の診断理論を薬剤師用に翻訳するか？」ということである。現場の実情については、経験豊富な薬剤師である佐々木孝雄氏から貴重なご示唆をいただいた。また、診断理論に関しては、プライマリケアの第一線で活躍する若手医師の観点から佐々木陽典氏に、指導的立場にある医師の観点から瓜田純久氏に貴重なアドバイスをいただいた。三氏に深甚なる謝意を表したい。本書によって「論理的」トリアージがこれまで以上に普及し、薬剤師の真摯な姿勢を広くアピールできれば幸いである。

2014年4月

城西国際大学 薬学部 臨床医学研究室 教授
東邦大学医療センター大森病院 総合診療・救急医学講座 非常勤講師

佐 仲 雅 樹

協力者

佐々木　孝雄　　一般社団法人 宮城県薬剤師会　会長
佐々木　陽典　　東邦大学医療センター大森病院
　　　　　　　　総合診療・救急医学講座　医員
瓜　田　純　久　東邦大学医療センター大森病院
　　　　　　　　総合診療・救急医学講座　教授

目　次

第 I 章 薬局トリアージの具体的手順

図 I-1　トリアージフローチャート　1

1.1 トリアージシステム運用上の注意点　2

表 I-1　問診の基本形（OPQRST リスト）　3
表 I-2　症状別の急性重症疾患と急性軽症疾患　4
表 I-3　薬局では対応できない症状　4
表 I-4　全身状態の評価（現在の患者の状態）　5
表 I-5　患者背景（病状が重症化しやすい素因）　6
表 I-6　急性重症疾患のレッドフラッグサイン
　　　　（病歴におけるエピソードあるいは現在の症状）　7
表 I-7　亜急性/慢性重症疾患のレッドフラッグサイン　7
表 I-8　急性上気道炎（感冒）の可能性　8
表 I-9　急性ウイルス性胃腸炎（急性下痢症）の可能性　8
表 I-10　急性腰痛症（"ぎっくり腰"）の可能性　9

第 II 章 トリアージの概論

2.1 セルフメディケーションとトリアージ　11

2.2 トリアージの意味　11

表 II-1　医療現場の様々なトリアージ　12
図 II-1　重症度と緊急度の概念　13

2.3 全身状態からみた重症度と緊急度　13

図 II-2　現時点の患者の状態からみた重症度・緊急度　13
図 II-3　「現時点」の重症度と「以降」の緊急度　14

2.4 原因疾患からみた重症度と緊急度　14

図 II-4　重症度・緊急度による「教科書的」な疾患分類　15

vii

| 図II-5 | 重症度・緊急度に基づく「現実的」な疾患分類　15 |

2.5 トリアージレベルの決定　16
| 表II-2 | トリアージレベル　17 |

COLUMN 1「何か変だ…」その1　看護師は何を察知したのか？　18

第III章 薬局トリアージの理論背景

3.1 トリアージに重要な視点　19
| 図III-1 | 重症度と緊急度の見積もり　19 |

3.2 全身状態とショック、呼吸不全、SIRSの病態生理　19
図III-2	安定したガス交換サイクル　20
表III-1	ショック（循環不全）の判断基準　21
表III-2	呼吸障害（呼吸不全）の程度　21
表III-3	意識障害の評価：Japan Coma Scale（JCS）　22
図III-3	全身状態の悪化過程　22
表III-4	全身性炎症反応症候群（SIRS）の診断基準　23

3.3 全身状態の症候学　23
表III-5	全身状態（ガス交換サイクルの安定性）　24
図III-4	「前兆」としての精神・身体活動性の変化　25
表III-6	全身状態からみた重症のイメージ　26

3.4 トリアージに必要な重要疾患の病態生理と症候学　26
表III-7	疾患グループとトリアージ判断　27
表III-8	急性重症疾患（見逃されやすい"危険な落とし穴"）　27
表III-9	急性重症疾患のレッドフラッグサイン　28
表III-10	亜急性／慢性重症疾患のレッドフラッグサイン　29
表III-11	薬局で対応可能な軽症疾患　29

3.5 重症化しやすい患者の素因　30
| 表III-12 | 問題となる患者背景　31 |

COLUMN 2「何か変だ…」その2　「顔」をみて全身を知る？　32
COLUMN 3「何か変だ…」その3　軽い意識障害をみつけるためには？　34

第Ⅳ章 薬局トリアージの実践

4.1 トリアージのための情報収集　37
4.2 全身状態の評価法　38
4.3 症状の捉え方　38
　　　表Ⅳ-1　症状の特徴の考え方　38
4.4 原因疾患の推定のための診断理論　39
　　　表Ⅳ-2　OPQRST問診チェックリスト　39
　　　表Ⅳ-3　発症と経過パターンに応じた解釈　40
　　　図Ⅳ-1　突発性の発症　41
　　　図Ⅳ-2　急性の経過　42
　　　図Ⅳ-3　急性期を超えて悪化するパターン　42
　　　図Ⅳ-4　慢性反復性のパターン　43
　　　図Ⅳ-5　慢性持続性のパターン　43
　　　表Ⅳ-4　急性上気道炎（感冒）の特徴　44
　　　表Ⅳ-5　急性ウイルス性胃腸炎（急性下痢症）の特徴　44
　　　表Ⅳ-6　急性腰痛症（"ぎっくり腰"）の特徴　45
4.5 薬剤師のトリアージと医師の外来業務の比較　46
4.6 Safety netting　46
　　　表Ⅳ-7　急性軽症疾患と判断した場合のsafety netting　47
COLUMN 4 「何か変だ…」その4　顔色が悪い…？　48
COLUMN 5 「何か変だ…」その5　元気がない？　49

第Ⅴ章 急性重症疾患の病態と症候学的特徴

5.1 急性冠症候群（Acute Coronary Syndrome: ACS）　51
　　　表Ⅴ-1　急性冠症候群の典型的OPQRSTとリスク因子　51
5.2 くも膜下出血（Subarachnoid Hemorrhage: SAH）　53
　　　表Ⅴ-2　くも膜下出血の典型的OPQRSTとリスク因子　53
5.3 細菌性（化膿性）髄膜炎　54

表 V-3　細菌性髄膜炎の典型的 OPQRST とリスク因子　54

5.4 急性喉頭蓋炎 55
表 V-4　急性喉頭蓋炎の典型的 OPQRST とリスク因子　55

5.5 急性大動脈疾患（急性大動脈解離／大動脈瘤破裂） 56
表 V-5　急性大動脈疾患の典型的 OPQRST とリスク因子　56

5.6 腹腔内出血 58
表 V-6　腹腔内出血の典型的 OPQRST とリスク因子　58

5.7 腹膜炎 59
表 V-7　腹膜炎の典型的 OPQRST とリスク因子　59

5.8 敗血症 60
表 V-8　敗血症の典型的 OPQRST とリスク因子　60

5.9 肺塞栓症（Pulmonary Embolism: PE） 61
表 V-9　肺塞栓症の典型的 OPQRST とリスク因子　61

5.10 糖尿病性ケトアシドーシス（Diabetic Ketoacidosis: DKA） 62
表 V-10　糖尿病性ケトアシドーシスの典型的 OPQRST とリスク因子　62

COLUMN 6　「気分が悪い…」には要注意　64

第 VI 章　症例による薬局トリアージのシュミレーション

症例1：「咳が止まらない」といって午後に来局した 25 歳 女性　65

症例2：「お腹の調子が悪い」といって土曜日の夕方来局した 74 歳 男性　69

症例3：「下痢止めを下さい」といって夕方来局した 66 歳 男性　73

症例4：「頭が痛い」といって開店そうそう来局した 48 歳 女性　76

症例5：「胃が痛い」といって昼に来局した 35 歳 男性　79

COLUMN 7　危険な「下痢」　82

索　引　83

本文デザイン ＝ 日本メディネット協会 ＋ 土方朋子

I 薬局トリアージの具体的手順

　本書がめざすところは、以下第Ⅰ章に提示する体系的なトリアージ（図I-1）の理解と実践である。このトリアージシステムは2つの側面からトリアージ判断に達する道筋である。それは「致死的な急性重症疾患を見逃さない」という側面と、「薬局で対応できる軽症疾患を見極める」という側面である。前者は患者の生命を守るというリスクマネジメントであり、後者は不必要な医療機関の受診を減らすことに役立つと考えられる。

　第Ⅱ章以降はこのシステムの理解を深めるためにある。第Ⅱ章〜第Ⅳ章ではシステムの理論的裏付けと実践の詳細を、第Ⅴ章では見逃してはいけない急性重症疾患の概説を、第Ⅵ章では症例シナリオが提示されている。

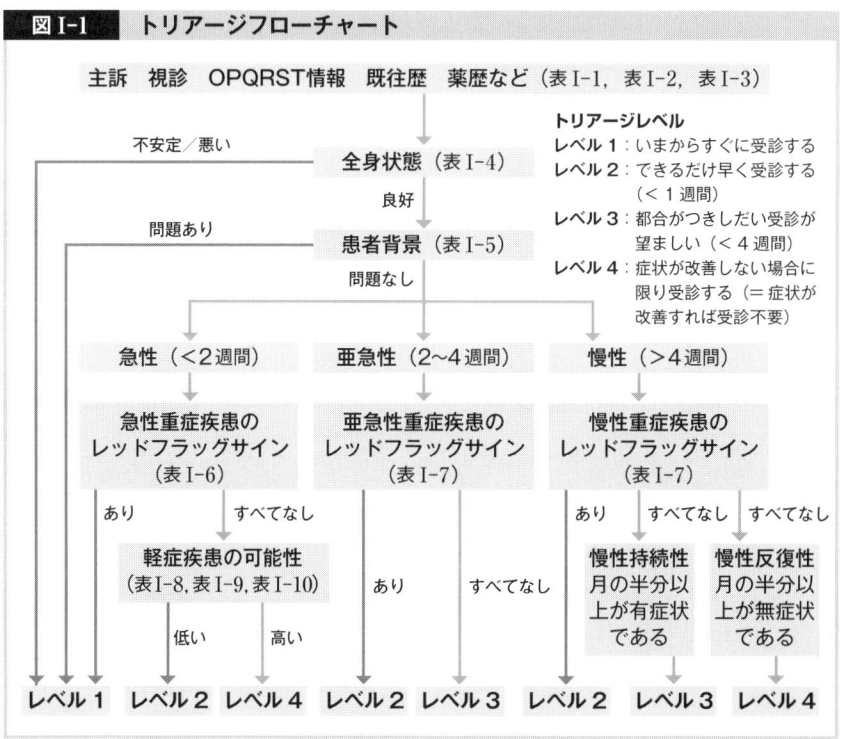

図I-1　トリアージフローチャート

第I章 薬局トリアージの具体的手順

1.1 トリアージシステム運用上の注意点

❶ トリアージ判断は4段階に分かれている(図I-1)。受診の推奨度がもっとも高いのがレベル1であり、順に推奨度が低くなる。レベル1(「いますぐに受診」)は緊急事態であり、一般用医薬品(OTC薬)の適応はない。レベル2(「できるだけ早く受診」)は緊急事態ではないが、受診が強く勧められるケースである。

レベル3(「受診が望ましい」)はもっとも"ファジー"なレベルであるが、実際の臨床はクリアに割り切れないことが多いので、トリアージシステムの運用上レベル3が必要となる。レベル4(「症状が改善しない場合は受診=症状が改善すれば受診不要」)がOTC薬によるセルフメディケーションに相当する。レベル4でいうところの「症状が改善しない場合」とは、急性症状であれば3日経っても軽快傾向がみえない場合であり、慢性反復性の症状であれば2~3回のOTC薬の服用で軽快しない場合である。

レベル2とレベル3にも受診までの短期間に限りOTC薬の適応がある。この場合、OTC薬で症状が軽快しても、原則として受診したほうがよい。レベル2とレベル3では受診するまでの期限(1週間以内、4週間以内)が設定されているが、これらはあくまでも目安であり、可能な限り早いほうが望ましい。

❷ トリアージフロー(図I-1)は妥当な「方向性」を示唆するものであり、**絶対的なものではない。**最終的にはトリアージ担当者の経験と現実的な諸事情(病院へのアクセス、患者の都合など)を勘案してトリアージレベルを微調整する。微調整の大原則は、「**迷ったら安全第一(トリアージレベルを上げる方向)**」である。

❸ 患者が来局したら、全身状態を観察しながらOPQRST問診リスト(表I-1)を基にして情報を収集する。これら情報を各判断基準(表I-2~10)に照らし合わせて解釈し、トリアージフローにあてはめて、最終的なトリアージレベルを決定する。情報を解釈する過程で足りない点に気づけば、適宜質問を追加する。OPQRSTを漏れなく聞き出せれば、質問内容は前後してもかまわない。

❹ 最初に主訴の確認を行う。急性疾患においては、しばしば主訴以外にもいくつかの症状(随伴症状)が認められる。急性の症状は関連のあるものをグループ化して考えると、致死的な重症疾患や薬局で対応できる軽症疾患が想定しやすい

表 I-1　問診の基本形（OPQRSリスト）

❶ 「どうされましたか？」
　……**主訴**（患者がもっとも困っている／もっとも気になっている症状）

❷ 「いつからですか？」あるいは「症状はどういうふうに始まりましたか？」
　……**発症様式**（**O**nset）

❸ 「ほかに症状はありますか？」
　……**随伴症状**（**S**ymptom associated）

❹ 「症状はよくなってますか？　悪くなってますか？　変わりませんか？」
　……**経過**（**T**ime-Course）

❺ 「症状はどれくらい辛いですか？　たとえば、日常生活や睡眠に差し障りがありますか？」
　……**症状の性状と程度**（**Q**uality／**Q**uantity）

❻ 「いままでにカゼや胃腸炎以外の大きな病気をしたことがありますか？」
「いま、何かの病気で病院に通ってますか？　もしそうであれば、お薬手帳はおもちですか？」
「いままで何か特定の薬を飲んで、発疹がでたり体調を崩したことはないですか？」など
　……**聞き漏らした情報、既往症、薬歴など**

必要に応じて：
❼ 「どうすれば症状は悪化しますか？　もしくは軽くなりますか？」
　……**寛解・増悪因子**（**P**alliative／**P**rovocative factor）

＊症状の部位／放散痛の部位（**R**egion／**R**adiation）は主訴や随伴症状を確認するときに聞き出せる（ノドの痛み、腹部の違和感、など）。
＊寛解・増悪因子（**P**alliative／**P**rovocative factor）は必須ではない。

（表 I-2）。薬局のトリアージに際して知っておくべき疾患は、実質的に表 I-2 に示されるものに限定できる。主訴を確認するさいは、薬局では対応できない症状を除外しておく（表 I-3）。

表 I-2　症状別の急性重症疾患と急性軽症疾患

主要症状	見逃してはならない 急性重症疾患	薬局で対応できる 急性軽症疾患
頭痛	くも膜下出血　細菌性髄膜炎	急性上気道炎
上気道症状 （鼻水／鼻閉 　咽頭痛 　咳・痰など）	急性冠症候群　肺塞栓症	急性上気道炎
腹部症状 （腹痛　下痢 　嘔気・嘔吐など）	急性冠症候群　急性大動脈疾患 腹腔内出血　腹膜炎 糖尿病性ケトアシドーシス	急性胃腸炎
腰痛	急性大動脈疾患	急性腰痛症
全身症状 （発熱　食欲低下 　倦怠感など）	敗血症　細菌性髄膜炎 糖尿病性ケトアシドーシス	急性上気道炎 急性胃腸炎

＊薬局トリアージでは、水様性下痢を伴う場合のみ嘔気・嘔吐を「腹部症状」とみなす（第Ⅲ章）。水様性下痢を伴わない嘔気・嘔吐は危険なサインかもしれない（表I-4、表I-6）。
＊薬局トリアージでは、水様性下痢を伴う場合のみ食欲低下を「腹部症状」とみなし、水様性下痢がなければ「全身症状」とみなす。（第Ⅲ章）

表 I-3　薬局では対応できない症状

❶　胸部症状（動悸、息切れ、胸部の違和感・不快感・痛み）
＊急性重症疾患の可能性があるため医師の判断を要する。
＊高齢者の「みぞおち」の痛みは「胸部症状」とみなす。

❷　出血（吐血・下血・血便、血痰、血尿）
＊内臓からの出血が疑われる場合は、出血の量に関係なく必ず検査が必要となる。

❸　神経症状（麻痺、しびれ、めまい）
＊「めまい」は曖昧な訴えであり、かつ重症から軽症まで様々な疾患を含んでいるので薬局で判断はできない。

❹　明確な身体徴候（黄疸、浮腫、リンパ節腫脹）
＊症状の有無にかかわらず必ず検査が必要となる。

＊上記症状が急性であればレベル1、亜急性〜慢性であればレベル2と判断する。

❺ トリアージフローの最上位項目は全身状態である（表I-4）。**全身状態とは来局した時点における患者の重症度であり、その時点の自覚症状と身体徴候によって判定される。これが「不安定／悪い」と判定されれば、原因疾患にかかわらず何らかの応急処置が必要となる場合が多い。**したがって、「緊急事態」とみなして「いますぐに受診（レベル1）」の判断となる。問診に時間をかけることなく、一刻も早く受診してもらう。全身状態が「不安定」な患者のほとんどは直接病院を受診する。したがって、通常は「不安定化する前兆」（表I-4）をチェックすれば十分である。

表 I-4　全身状態の評価（現在の患者の状態）

不安定な徴候（ショック　呼吸不全）：以下の1つでもあてはまれば「全身状態は不安定」と判断する

- 自覚症状
  安静時の息切れ、強い動悸、胸の痛みや圧迫感、立ちくらみ、気が遠くなるようなめまい

- 身体徴候
  努力呼吸（肩で息をする）、頻呼吸（息が粗い）、吸気時の大きな雑音、冷汗、皮膚蒼白
  立ちくらみやめまいのために立っていられない

- 意識障害
  見当識障害（場所と人物の誤認）、注意力低下（非合目的な言動、鈍い応答、定まらない視線など）

不安定化する前兆：以下の1つでもあてはまれば「全身状態は悪い」と判断する

- 自覚症状
  労作時の息切れ、過度の倦怠感（日常生活に支障）、過度の意欲低下（自発的発語の減少、自発的行動の減少）、水様性下痢を伴わない（＝急性ウイルス性胃腸炎ではない）急性の食欲低下や急性の嘔気と嘔吐

- 身体徴候
  高熱（高齢者：＞38℃　それ以外：＞39℃）、頻呼吸（息が粗い）

  ＊「不安定」あるいは「悪い」状態は全身的なイメージを重視すれば捉えやすい。「ばったり」「ハーハー」「ふつうじゃない」「ぐったり」「全く活気がない」

詳細は表III-5と表III-6を参照のこと。可能であればバイタルサインの測定が望ましい。

❻ 病状を重症化させるような患者の素因（患者背景）があれば、症状にかかわらず原則として「いますぐに受診（レベル1）」である（表I-5）。しかし、諸事情（病院へのアクセス、患者の都合など）によってすぐに受診できない場合も多い。その際は、後述するレッドフラッグサイン（表I-6）が陰性であることを前提として、「できるだけ早く受診（レベル2）」としてもよい。

表I-5 患者背景（病状が重症化しやすい素因）
①重い基礎疾患（重要臓器の慢性機能不全） 慢性心不全、腎不全、肝硬変、進行した慢性閉塞性肺疾患（COPD）など。
②免疫抑制状態 担癌（癌を有する）患者、コントロール不良の糖尿病患者、透析患者、免疫抑制薬内服中の患者、脾臓摘出後（外傷、胃癌など）の患者など。
③ポリファーマシー（多剤処方） 多種類（5種以上）の薬剤を長期的に処方されている患者。

＊詳細は表III-12を参照のこと。

❼ 「いつから発症したか」についての患者の記憶が曖昧で、「急性」、「亜急性」、「慢性」の判別ができない場合は、「より短い経過」とみなしてトリアージする。たとえば「慢性」と「亜急性」で迷ったら「亜急性」とする。「短い経過」のほうが不確定要素が多く、それだけ慎重な対応が必要となるためである。

❽ 「急性」ケースの判断はもっともむずかしい。問診で得た情報から、急性重症疾患を疑わせる「危険なキーワード」（レッドフラッグサイン）の有無を確認する（表I-6）。**たとえ全身状態がよくみえても、レッドフラッグサインが1つでも陽性であれば、すぐに病院で急性重症疾患かどうかを確認する必要がある。**したがって、「緊急事態」とみなして「いますぐに受診（レベル1）」と判断する。

❾ 「亜急性〜慢性」ケースで見逃してはいけない重症疾患の代表は悪性腫瘍と慢性感染症（結核や膿瘍）である。これらを疑わせるレッドフラッグサインの有無を確認する（表I-7）。レッドフラッグサインが陽性であれば受診が強く推奨されるが、「昨日今日起こった事態」ではないので、「いますぐに受診（レベル1）」で

表 I-6　急性重症疾患のレッドフラッグサイン（病歴におけるエピソードあるいは現在の症状）

A．痛み全般に関するもの

- 突然発症した痛み
  発症して1時間以内（多くは10分以内）にピークに達し、それ以降も持続する痛み。
  原因が明らかな整形外科的痛みは除く（"ぎっくり腰"や外傷など）。

- 初めて経験するタイプ（程度/質）の急性の痛み
  いままでに感じたことのない、あるいはいままででもっとも強い急性の痛み。

- 冷汗または嘔気・嘔吐を伴って起こる急性の痛み
  痛み発現時の冷汗と嘔吐は一過性であっても要注意。
  水様性下痢を伴う腹痛は除く（「軽症」の急性ウイルス性胃腸炎の可能性が高い）。

B．特定の部位の痛みに関するもの

- 唾が飲み込めないほど強い咽頭痛

- 安静にしても改善しない急性の強い腰背部痛

- 歩行や咳などの振動で誘発される「響く」ような頭痛あるいは腹痛

C．その他

- 39℃以上の高熱 または 悪寒戦慄＋38℃以上
  悪寒戦慄とは「歯がガチガチする」くらいの寒気

- 胸部の痛み / 圧迫感 / 不快感　息切れ　強い動悸
  一過性であっても要注意。

*詳細は表 III-9 を参照のこと。
*上記レッドフラッグサインは来局時点で消失していても、病歴上のエピソードがあれば「陽性」である。

表 I-7　亜急性/慢性重症疾患のレッドフラッグサイン

亜急性

A．症状は全く軽快しない/悪化している　B．体重減少　C．毎晩の寝汗　D．繰り返す発熱

慢性

A．症状は徐々に悪化している　B．体重減少　C．毎晩の寝汗　D．繰り返す発熱

*詳細は表 III-10 を参照のこと。

はなく「できるだけ早く受診（レベル2）」でよい。

❿ 全身状態、患者背景、レッドフラッグサインに問題のないケースについては、薬局で対応できる軽症疾患か否かを判断しなければならない。急性症状に対しては判断基準（表I-8、表I-9、表I-10）に基づいて判断する。慢性症状に関しては症状の頻度を基にして判断する（図I-1）。

⓫「慢性」ケースでは、長期間（>4週間）にわたり「ほぼ連日症状がある」ものから、「ごくたまに発作的に症状が出る」ものまで頻度に大きなバラツキがあ

表I-8　急性上気道炎（感冒）の可能性

可能性を高める
- 複数の軽い上気道症状を伴う（鼻汁・鼻閉、咽頭痛、咳・痰）。
- 全身症状（食欲低下、倦怠感、発熱）は軽度である（＝全身状態はよい）。
  *急性の鼻汁があれば急性上気道炎の可能性が高くなる。
  *軽度の消化器症状（嘔気、下痢など）を伴うことがある。
  *全身症状としての「軽い頭痛」はよくみられる。

可能性を低くする
- 症状が2週間以上持続する。
- 特定の症状が（激しい咳、強い咽頭痛、強い頭痛など）が目立って強い。
- 全身症状が強くて日常生活や睡眠に支障あり（＝全身状態が悪い）。

＊詳細は表IV-4を参照のこと。

表I-9　急性ウイルス性胃腸炎（急性下痢症）の可能性

可能性を高める
- 水様性下痢（典型的には"オシッコのような下痢"）が必須条件である。
- 下痢以外に軽度の消化器系の症状（嘔気、嘔吐、腹痛、食欲低下）を伴う。
- 全身症状（倦怠感、発熱）は軽度である（＝全身状態はよい）。
- 下痢より嘔吐が先に発現することが多い。
- 通常は2～3日で急速に治癒に向かう。
- 軽度の上気道症状（鼻水、咽頭痛など）を伴うことがある。

可能性を低くする
- 症状が2週間以上持続する。
- 水様性下痢が認められない。
- 腹痛が目立って強い。
- 全身症状が強くて日常生活や睡眠に支障あり（＝全身状態が悪い）。

＊詳細は表IV-5を参照のこと。

| 表 I-10 | 急性腰痛症("ぎっくり腰")の可能性 |

可能性を高める
- 20〜55歳に多い。
- 下肢のしびれや痛み(神経圧迫による坐骨神経痛)がない。
- 安静で軽快し、動かすと痛む(寝返り、咳、くしゃみで悪化)。
- 多くは1〜2週間以内に治癒する。

可能性を低くする
- 55歳以上で初めて発症した。
- 全身症状がある(発熱、食欲低下、倦怠感)。
- 安静にしていても痛む。
- 骨粗鬆症やステロイド治療中の患者(腰椎圧迫骨折の可能性あり)。
- 2週間以上改善しない。

＊詳細は表 IV-6 を参照のこと。

る。「たまに起こる発作」は、それが起きたときは「急性発症」であっても、「いつもと同じ症状」であれば「慢性」ケースとして扱う。ただし、「いつもとは違う」場合は「急性」として扱う。頭痛や「胃(上腹部)の痛みや不快感」は「慢性」ケースが多いので、頭痛や「胃」の症状が主訴であれば、それは「急性」ケースなのか、「慢性」ケースの急性発作なのかを確認する。

12 原因疾患が「軽症」と判断されても、症状が強い場合は OTC 薬よりも効果の高い治療薬が必要となるので「できるだけ早く受診(レベル2)」とする。

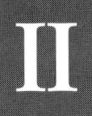

II トリアージの概論

2.1 セルフメディケーションとトリアージ

キーワード セルフメディケーション　トリアージ　軽医療　自然治癒　受診勧奨

　セルフメディケーションとはOTC薬による「軽医療」である。軽医療とは「風邪や下痢といった医学的にもその対処方法が確立し、費用もそれほど高騰にならず、大衆医薬や自然治癒、民間療法などとの代替性が想定されるような医療」(大日康史 他：季刊・社会保障研究, 2002) である。**あくまでも自然治癒を前提とした対症療法であり、体調不良の原因を究明したり、原因そのものに対する治療をめざしたものではない。**

　一方、WHOはセルフメディケーションを「自分自身の健康に責任をもち、軽度な身体の不調は自分で手当てすること」と定義している。「軽度な不調」とは自然に治癒する疾患や症状を意味する。しかしながら、一般市民（患者）は自身の不調が軽医療の対象か否かを適切に判断できない。**生命にかかわるような重症疾患であっても、その初期症状は軽いことも多い。**そこで、一般市民に代わって薬剤師が病状判断を行うのが薬局のトリアージである。

　「軽医療ではダメだ」、あるいは「軽度な不調ではない」と判断した場合は、病院を受診するように勧める（受診勧奨）。薬剤師のトリアージとは、一般市民の安全なセルフメディケーションを支援するリスクマネジメントの一環なのである。

2.2 トリアージの意味

キーワード 重症度　緊急度　プレホスピタル　選別　判断

　医療の需要（患者の数）が供給（医療資源）を上回ると混乱が起こり、ときに「助かるべき患者」が救命できなくなる。この混乱を回避するための方略がトリアージである。トリアージの語源は「選別」であり、優先的に「医療の供給」を受けるべき患者や、適切な「供給」ができる医療施設を「選別」するプロセスを

意味する。様々なトリアージがあるが（表II-1）、**いずれも重症度と緊急度を推定し、それに基づいて「判断」するものである。「診断」する必要はない。**

　トリアージとは個々人の「経験則」ではなく、一定の基準に基づく選別である。その基準にしたがえば各人が同様な判断にいたるような、全体的に一貫した体系（マニュアル）でなければならない。すべてのトリアージの基準となるのは重症度と緊急度であり、これらは「生命の危機」を反映した概念である。**本書では重症度を「生命への悪影響の大きさ」とし、緊急度を「生命への悪影響が大きくなる（＝重症化）スピード」または「死に至るまでの時間の猶予」と定義する（図II-1）。薬局トリアージにあっては、重症度によって病院受診の必要性が、緊急度によって受診のタイミングが決まる。**重症度と緊急度は、来局時における患者の状態（全身状態）、原因と想定される疾患の自然経過（治療しなければどうなるか？）、そして重症化しやすい患者の素因（患者背景）によって推定する。

表II-1	医療現場の様々なトリアージ
①災害時	災害現場における極端に限られた医療資源のもとで救命できる患者を選別する。
②救急外来	来院または救急搬送された患者から、優先して診察されるべき患者を選別する。
③プレホスピタル（受診前）	病院を受診する前に選別する。
救急搬送	搬送時間や治療に必要な設備を考慮して、搬送すべき施設を選別する。
電話	電話による状況確認によって、救急外来を受診したほうがよい患者を選別する。
薬局	患者との対面によって、病院を受診したほうがよい患者を選別する。

高橋章子："救急看護師・救急救命士のためのトリアージ"，メディカ出版（2008）を参考に作成。

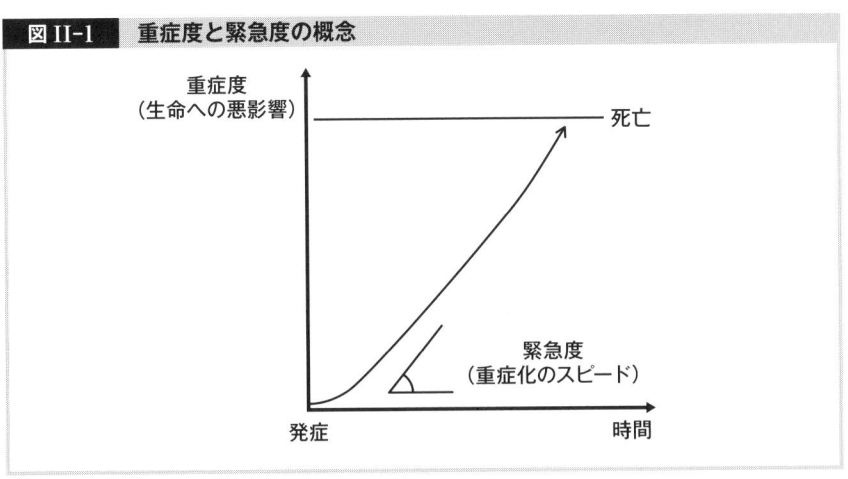

図 II-1　重症度と緊急度の概念

2.3　全身状態からみた重症度と緊急度

キーワード　全身状態　重症化のスピード

　来局した患者の状態（全身状態）がすでに重症であれば、「救命するための時間の猶予が少ない」、つまり緊急度が高いとみなして対応すべきである（図 II-2）。しかし、原因疾患が違えば経過も異なるため、現時点の情報だけで重症化のスピード（緊急度）を予想することはむずかしい（図 II-3）。したがって、より正確

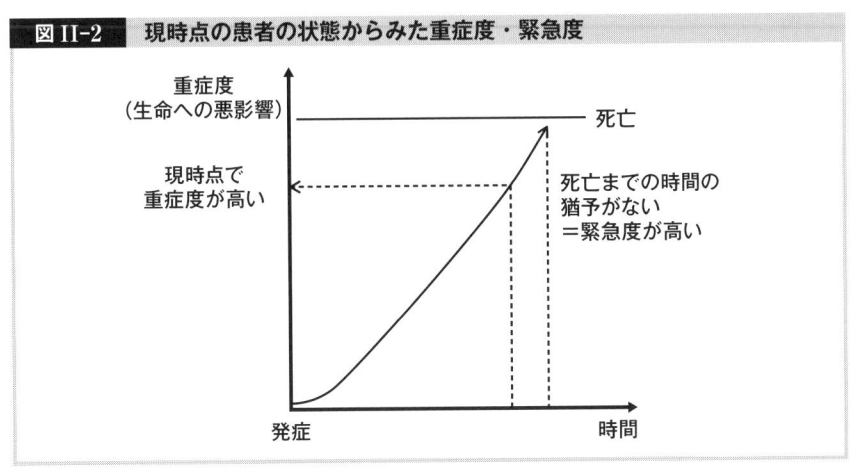

図 II-2　現時点の患者の状態からみた重症度・緊急度

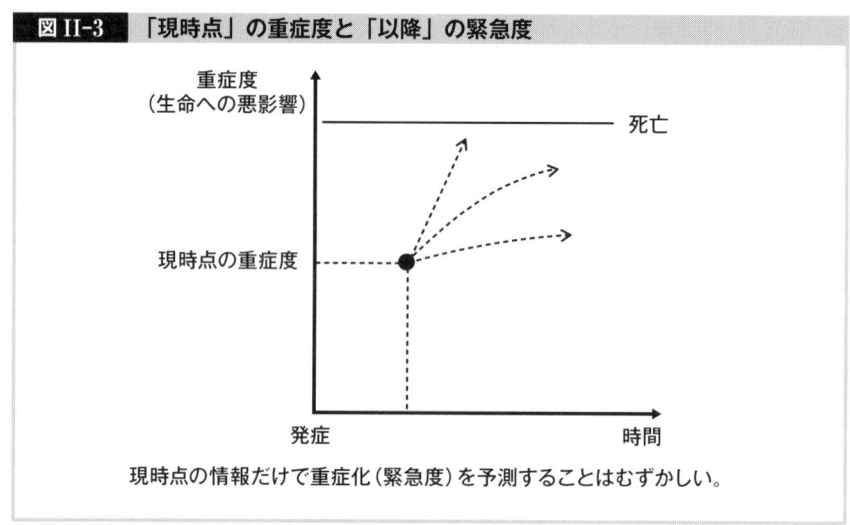

図II-3 「現時点」の重症度と「以降」の緊急度

現時点の情報だけで重症化（緊急度）を予測することはむずかしい。

に重症度と緊急度を見積もるためには原因疾患を「想定」する必要がある。

2.4 原因疾患からみた重症度と緊急度

キーワード 自然経過　重症疾患　軽症疾患　急性　亜急性　慢性

　各疾患にはそれぞれ典型的な自然経過があり、これによって重症度と緊急度が決まる。逆にいえば、各疾患は重症度と緊急度によって「教科書的」な分類ができる（図II-4）。**治療しなければ高い確率で死にいたる疾患が「重症」であり、治療しなくても生命に影響しないものが「軽症」である。「重症」のうち、急速に進行して死にいたるものが「緊急」である。**

　しかし、「現実的」には重症と軽症はクリアカットに分けられないので、各疾患を重症と「非」重症に分け、さらに前者を緊急度によって、後者を自然治癒傾向によってそれぞれ2つに分ける（図II-5）。急性の重症疾患は進行が速いため緊急度が高く、亜急性／慢性の重症疾患は比較的進行が緩やかなので緊急度が低い。一方、非重症疾患は重症化しないことが前提であるため、緊急度を考慮する必要はない。非重症疾患は自然治癒傾向の強い「軽症疾患」と、軽症とはいい切れない「その他」の疾患に分ける。「軽症とはいい切れない」疾患とは、稀に重症化す

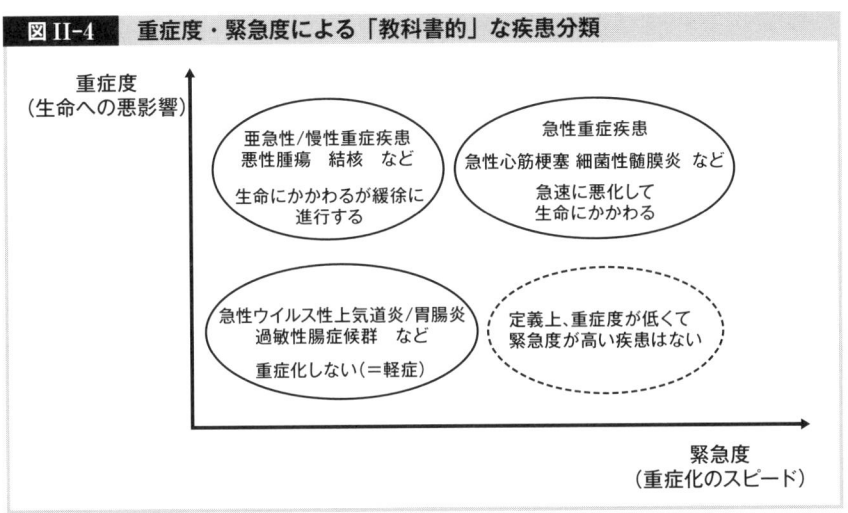

図 II-4　重症度・緊急度による「教科書的」な疾患分類

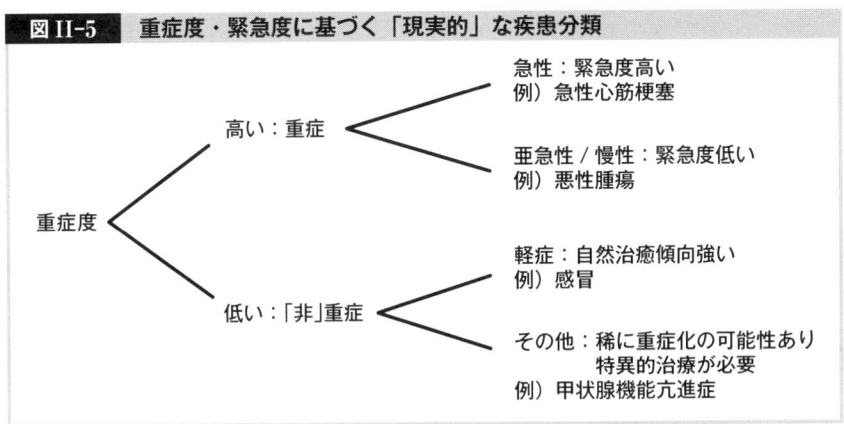

図 II-5　重症度・緊急度に基づく「現実的」な疾患分類

るため定期的な検査や通院が必要なものや、医師による特異的治療を要するものなどである。

　「急性」とは症状が急に出現し、その後に悪化したり軽快したりと、短期間に大きく変化することである。「亜急性」と「慢性」は、症状の出現と進行が比較的緩やかで、自然に軽快する傾向が乏しいことである。本書では「急性」の期間を発症後2週間以内、「亜急性」を2〜4週間、「慢性」を4週以上とする。

　先述の全身状態は「いま現在」の患者の重症度であり、想定される原因疾患の軽重で決まるのではない。たとえば、急性心筋梗塞は「重症」であっても、その

発症直後の全身状態は必ずしも「重症」ではない。急性ウイルス性腸炎は「軽症」であっても、頻回の下痢と嘔吐によって脱水状態に至れば、患者の全身状態は「重症」である。一方で、原因疾患からみれば、重症度と緊急度は、患者の全身状態と関係なく特徴的自然経過によって決められる。重症度と緊急度とは、**全身状態の視点では患者の「現実（個別的）」であり、原因疾患の視点では一般的な「概念（平均的）」といえる。**

2.5 トリアージレベルの決定

> キーワード　**全身状態　原因疾患　患者背景　オーバートリアージ　アンダートリアージ**

　薬局トリアージでは、重症度によって病院受診の必要性が判断され、緊急度を考慮して受診のタイミングが決められる。つまり、理論上の判断設定（トリアージレベル）は「いまからすぐに受診（重症度と緊急度が高い）」、「できるだけ早く受診（重症度は高いが緊急度は低い）」、「受診不要（重症度低い）」の3段階の判断となる。しかし、実臨床には不確定要素が多く、「絶対に安全（＝受診不要）」と断定できるケースはない。したがって、「受診不要」に相当するレベルを「症状が改善しない場合に限り受診（＝症状が改善すれば受診不要）」とする。また、**医師による経過観察や特異的治療が必要な場合など、重症でなくても受診が必要なケースがあるため、「都合がつきしだい受診が望ましい」というレベルを付け加え**る。この設定は非常に"ファジー"であるが、現実的に柔軟な判断を可能とする"クッション"のような役目を果たす。よって、トリアージレベルを以下の4段階とする（表II-2）。レベルが1から4に向かうにつれて病院受診の推奨度が低くなる。上記の"ファジー"なレベルがレベル3である。セルフメディケーションに相当するのはレベル4である。**トリアージ業務では、オーバートリアージ（軽症を重症と判断ミスする）は許容されるが、アンダートリアージ（重症を軽症と判断ミスする）は許容され難い。**

2.5 トリアージレベルの決定

表II-2	トリアージレベル
レベル1：	いまからすぐに受診する 重症かつ緊急
レベル2：	できるだけ早く受診する（＜1週間） 重症だが緊急ではない
レベル3：	都合がつきしだい受診が望ましい（＜4週間） 軽症とはいい切れない
レベル4：	症状が改善しない場合に限り受診する 軽症

＊受診までの期間はあくまでも目安である。
＊レベル3は「望ましい」との表現や、受診までの期間が曖昧であり、非常にファジーである。しかし、不確実な現実に対応するためには必須であり、実際の対応は薬剤師の「経験」によるところが大きい。

COLUMN 1

「何か変だ…」その1

看護師は何を察知したのか？

　医療者のなかでもっとも患者に近い存在は看護師であろう。看護師は患者と日々接しているなかで、「患者さんの様子が変だ」、「何かが気になる」などと直感することがあり、しばしばその数時間～数日後に、患者の全身状態が悪化して急変する。患者の容態は医学的な言葉だけでは表現できない。とはいえ、「何か変だ」という直感を、「経験を積んで初めて身につく職人技だから、わからなくてもしょうがない」とあきらめてはいけない。この「何か変だ」を捉える手がかりはある。それは、患者の「全体像の変化」である。

　看護師が異変に気付いた具体例をみてみれば、「何か変だ」と直感した時に看護師が無意識に捉えているのは、患者の顔の表情、外界への関心の持ち方、活動性、雰囲気、言動などである。つまり、「手がかり」は顔、精神状態、活動性の変化にある。顔色や表情が現われる「顔」とは、単に患者の一部分ではない。「顔」はその人全体を象徴するものである。外界への関心や言動とは意識や精神状態であり、患者の「全人格（個人全体としての思考・行動の傾向）」ともいえる。活動性と雰囲気は患者の「元気」である。医学的な言葉にこだわり過ぎることなく、「顔」、「人格」、「元気」などのなじみ深い印象をもとにして、患者の容態変化を「全体像の変化」として鷲づかみに捉えることが大切である（表III-6）。この「全体像の鷲づかみ」は薬剤師にとっても非常に大切な視点である。

看護師が察知した「何か変だ」の具体例

「顔色が悪い」「顔色がどす黒い」「目つき、表情が何となくおかしい」「食事時間に起きてこない」「視線が合わない」「顔の輪郭がぼやける」「とろけるような顔」「話しかけても返答がない」「反応がスローモーション」「食事が食べられない」「トイレに行くときの歩き方が変だ」「わかった、わかったといっているが、行動に出ない」「おかしなことばかりいう」「声のトーンがおかしい」「会話がかみあっていない」　など

参考文献
1. 渡辺かづみ：臨床看護師が「何か変」と察知することの意味. 看護 2002; 54: 100-104.
2. 照屋里奈 他：救急初療の場における看護師の初期アセスメントに関する研究. 沖縄県立看護大学紀要. 2009; 10: 45-53.
3. 杉本厚子 他：異常を察知した看護師の臨床判断の分析. Kitasato Med J. 2005; 55: 123-131.
4. 佐仲雅樹："理論と直感で危険なサインを見抜く". カイ書林 (2013).

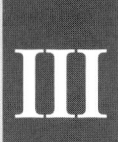

III 薬局トリアージの理論背景

3.1 トリアージに重要な視点

キーワード 全身状態　患者背景　原因疾患の想定

　重症度と緊急度を見積もる場合に重要な視点は、1)「全身状態」、2)「患者背景」、そして3)「原因疾患の想定」である（図III-1）。全身状態は「いま、そこにある危機（現時点の患者の状態）」を反映するので、トリアージにおいてもっとも優先される。患者背景とは、疾患が重症化しやすい患者個人の素因であり、全身状態のつぎに重視される。全身状態が良好であっても（とりあえずいま、そこに危機はない）、症状の原因となる疾患を想定して、今後の重症化の可能性とそのスピードを予測しなければならない。

　全身状態の評価や原因疾患の想定をスムースに行うためには、若干の症候学と診断理論の知識が必要となる。それらを以下に概説する。

図III-1　重症度と緊急度の見積もり

現在の自覚症状と身体徴候 → **全身状態** → 現時点の患者の重症度と「時間の猶予（＝緊急度）」

通院歴や既往歴 → **患者背景** → 重症化を促進する患者の素因

発症からいまに至る病歴 → **原因疾患の想定** → 今後予想される重症化と「そのスピード（＝緊急度）」

トリアージの3要素

3.2 全身状態とショック、呼吸不全、SIRSの病態生理

キーワード ガス交換サイクル　ショック　呼吸不全　SIRS　前兆

　一部を除き、ほとんどの疾患は身体の特定の「部分」において発症する。重症疾患と軽症疾患の違いは、前者では疾患の悪影響が「部分」にとどまることなく

「全身」に波及する点である。**生命を脅かすのは「全身」に対する悪影響であり、このことを反映した言葉が「全身状態」である。**肺炎でも全身状態がよければ外来治療が可能であるが、急性ウイルス性胃腸炎であっても全身状態が悪ければ入院となる（脆弱な高齢者の脱水など）。

　生命を維持するための根本的システムは酸素と二酸化炭素のガス交換サイクルであり、それによって正常な意識状態が保たれ、精神・身体活動が可能となる（図III-2）。**「全身に対する悪影響」が最大となった状態とは、ガス交換サイクルが不安定化して「全身の酸素不足」に陥った状態である。**ガス交換サイクルのうち、「循環」が不安定化したものをショック（循環不全）（表III-1）、「呼吸」が不安定化したものを呼吸障害（呼吸不全）（表III-2）という。ショックとは血液循環のトラブルにより、全身に酸素が運搬されなくなった状態である。呼吸不全は酸素の取り込みにトラブルをきたし、全身に運搬すべき酸素が不足した状態である。脳はもっとも酸素を必要とする臓器であり、酸素不足は様々な程度の意識障害を起こす（表III-3）。逆にいえば、**意識の状態はガス交換サイクルの安定性を敏感に反映する「全身状態の窓」である**（図III-2）。

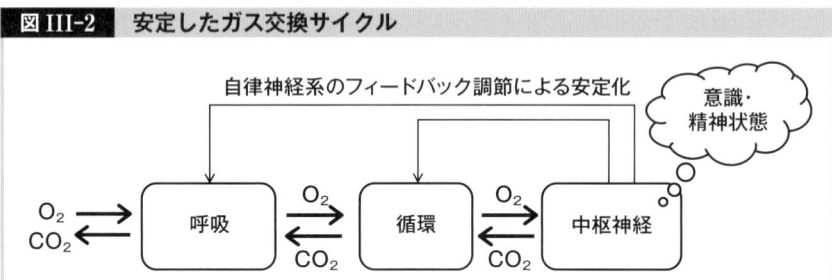

図III-2　安定したガス交換サイクル

「呼吸」は外界と体内の酸素／二酸化炭素の交換を行う。「循環」は酸素／二酸化炭素の運搬役である。ガス交換サイクルが安定してこそ正常な身体的・精神的活動が可能になる。ガス交換サイクルは主として自律神経の調節によって安定的に維持されている。全身性の酸素不足は容易に意識と精神状態に影響する。

表III-1　ショック（循環不全）の判断基準

1. 大項目：血圧低下
収縮期血圧 90mmHg 未満または通常より 20～30mmHg 以上の血圧降下

2. 小項目（3つ以上を満たす）
①脈拍数（心拍数）100 回 / 分以上、または 60 回 / 分未満
②微弱な脈
③意識障害（JCS 2 桁以上または GCS 合計 10 点以下、または不穏・興奮状態）
④皮膚蒼白と冷汗、または 39 ℃以上の発熱（感染性ショックの場合）

JCS: Japan Coma Scale　GCS: Glasgow Coma Scale
大項目＋小項目 1 つ以上で非代償性ショック（明らかなショック）と判断する。

＊ショックの前兆（代償性ショック）を発見するためには小項目に注意を払う。
＊典型的なショックは脈拍数が上昇し血圧が低下する（脈拍数 / 収縮期血圧 ＞1）。
＊脈拍数減少を伴う血圧低下は不整脈（徐脈性）によるショックにおいて認められる。
＊本邦では GCS よりも JCS を使用することが多い。
日本救急医学会の基準を参考に一部変更して作成。

表III-2　呼吸障害（呼吸不全）の程度

呼吸障害の段階	酸素飽和度
重度 過度の呼吸努力（肩で息をする状態）のために疲労した状態。 呼吸回数の増加あり（＞24 回 / 分）。 息切れのため会話ができず、単語しか話せない。	＜90%
中等度～軽度 呼吸努力が増加した状態。 呼吸回数の増加あり（＞24 回 / 分）。 会話は可能だが、息切れのため文節単位、あるいはとぎれとぎれとなる。	＜92%
正常 文章単位で会話が可能。	＞92%

＊酸素飽和度はパルスオキシメーターで簡単に測定できる。
緊急度判定支援システム（JTAS）の基準を参考に一部変更して作成。

表 III-3　意識障害の評価：Japan Coma Scale（JCS）

I.	**刺激しなくても覚醒している**
	0. 清明
	1. いまひとつはっきりしない
	2. 時、人、場所がわからない
	3. 自分の名前、生年月日がいえない
II.	**刺激すると覚醒するが刺激を止めると眠り込む状態**
	10. ふつうの呼びかけで容易に開眼する
	20. 大きな声または体をゆさぶることによって開眼する
	30. 痛み刺激を加えつつ呼びかけてやっと開眼する
III.	**刺激しても覚醒しない**
	100. 痛み刺激に対して払いのけるような動作がある
	200. 痛み刺激で少し手足を動かしたり顔をしかめる
	300. 痛み刺激に反応しない

I-1 以上は意識障害あり。
＊ショックや呼吸不全の前兆として「いまひとつはっきりしない（I-1）」が重要。

　重症化のスピード（緊急度）は原因疾患によって異なるが、いったんガス交換サイクルが不安定化すれば、その後は急速に重症化して死にいたる（図 III-3）。危険な状態にある患者を見逃さないためには、ショックや呼吸不全にいたる前の徴候（前兆）を見抜かなければならない。**全身状態の悪化とは、重症疾患が進行してショックや呼吸不全にいたる経過のことである。**

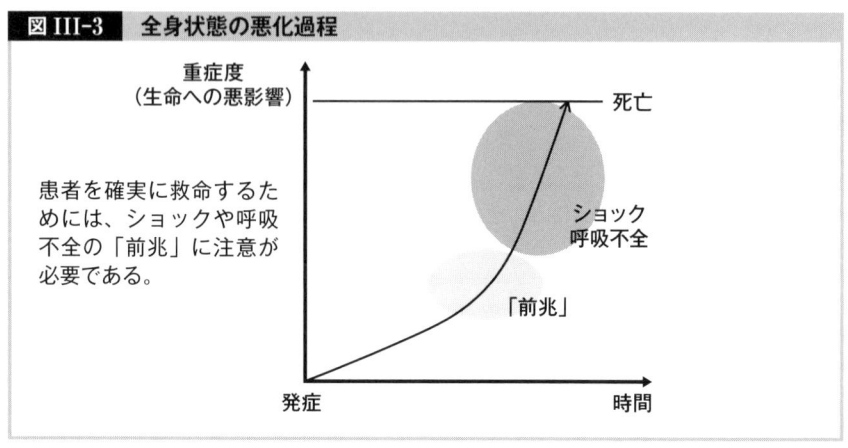

図 III-3　全身状態の悪化過程

ガス交換サイクルが不安定化するおもなプロセスは2つある。一つは脳（呼吸／循環中枢）、心臓、気道、肺、血管の重大な異変によって呼吸・循環系が直接障害される場合である。もう一つは全身性の炎症によって呼吸・循環機能が間接的に障害される場合であり、これを全身性炎症反応症候群（SIRS; systemic inflammatory response syndrome）という（表III-4）。これは身体の「部分」で起こった初期の炎症が悪化し、多量の炎症促進物質（サイトカイン）が「全身」に溢れ出した状態である。様々な重症炎症性疾患がSIRSを誘発するが、とくに感染症によってSIRSに至ったものを敗血症という。これがさらに進行すれば敗血症性ショックとなる。つまり、SIRSはショックの前段階、すなわち「前兆」といえる（図III-3）。

表III-4	全身性炎症反応症候群（SIRS）の診断基準
体温	>38℃　あるいは　<36℃
心拍数	>90回/分
呼吸数	>20回/分（あるいはPaCO$_2$<32 mmHg）
白血球数	>12000/μL　あるいは　<4000/μL

以上の4つのクライテリアのうち、2つ以上を満たす場合に、SIRSと診断される。
4項目のうち3つはバイタルサインである。

3.3　全身状態の症候学

キーワード　自律神経症状　冷汗　嘔気・嘔吐　意識障害

　ガス交換サイクルは自律神経系を中心としたフィードバック制御機能によって安定的に維持されている（図III-2）。ガス交換サイクルが不安定になると、臓器への酸素供給を増やすべくフィードバック機能が活性化して、呼吸運動と循環動態が亢進する。結果として、頻呼吸や頻脈といった身体徴候が発現する。**このフィードバック調節反応は、過剰な自律神経症状（冷汗、皮膚蒼白、嘔気・嘔吐）を伴う**（図III-2、表III-1、表III-5）。ガス交換サイクルが不安定なままであれば、酸素不足や過剰な交感神経興奮のため脳が機能不全に陥り、意識障害が現れる。また、息切れ、動悸、胸の痛みや圧迫感といった呼吸・循環器系の自覚症状も出現する（表III-5）。

表 III-5　全身状態（ガス交換サイクルの安定性）

不安定な徴候（ショック　呼吸不全）：以下の 1 つでもあてはまれば「全身状態は不安定」と判断する

- 自覚症状[*1]
  安静時の息切れ、強い動悸、胸の痛みや圧迫感、立ちくらみ、気が遠くなるようなめまい

- 身体徴候：血圧や脈拍数の測定は必須ではないが、できたほうが望ましい
  血圧低下（収縮期血圧 <90 mmHg または通常より 20～30 mmHg 以上の降下）[*2]、努力呼吸（肩で息をする）、頻呼吸（>24 回/分）[*3]、吸気時の大きな雑音[*4]、頻脈（>120 回/分）または徐脈（<50 回/分）、冷汗、皮膚蒼白[*5]、立ちくらみやめまいのために立っていられない

- 意識障害[*6]
  見当識障害（場所と人物の誤認）、注意力低下（非合目的な言動、鈍い応答、定まらない視線など）

不安定化する前兆：以下の 1 つでもあてはまれば「全身状態は悪い」と判断する

- 自覚症状
  労作時の息切れ、過度の倦怠感（日常生活に支障）、過度の意欲低下（自発的発語の減少、自発的行動の減少）、水様性下痢を伴わない（＝急性ウイルス性胃腸炎ではない）急性の食欲低下[*7]や急性の嘔気と嘔吐[*7][*8]

- 身体徴候：脈拍数の測定は必須ではないが、発熱時には測定することが望ましい
  高熱（>39 ℃）[*9]、頻脈（>100 回/分）または徐脈（<60 回/分）、頻呼吸（>20 回/分）[*3]
  発熱（>38 ℃）＋頻脈（>90 回/分）[*10]

[*1]　現実的には、このような症状を有する患者が薬局に来ることはないと考えられる。
[*2]　血圧は自動血圧計で測定してもかまわない。脈拍数／収縮期血圧 >1 の場合は高度なショック（出血や脱水）の疑いあり。
[*3]　呼吸回数を測定しなくても、「会話のとぎれ」があれば「頻呼吸」と判断してよい。
[*4]　聴診器がなくても頚部のあたりから聴こえる。
[*5]　皮膚の蒼白は「白」ではなく「薄い黄色～黄緑」のイメージ。
[*6]　覚醒障害（明らかな意識レベルの低下）は救急搬送の適応であり、薬局に来ることはない。
[*7]　水様性下痢を伴う場合は、腸という「部分」の症状であり、「全身」状態の指標とならない。
[*8]　フィードバック調節に付随する自律神経刺激である。
[*9]　高齢者（>65 歳）は正常体温が低めなので >38 ℃とする。
[*10]　SIRS の診断基準である。

　現実的には、全身状態が不安定な重症患者（表III-5の「不安定な徴候」）が薬局に来ることはないであろう。しかし、在宅医療にかかわる薬剤師であれば、患者の全身状態が不安定化する事態に遭遇することは十分ありうる。救急車の要請

や主治医に連絡などの迅速な対応ができるように、不安定な徴候にも習熟する必要がある。

一方で、病初期の「一見軽症」な重症患者が来局する可能性はある。このような患者を選別するには、ショックや呼吸不全の「前兆」に注意しなければならない（図III-3）。この「前兆」とは、診断基準を完全には満たしていないショック（表III-1の小項目のみ）、評価基準にある軽症の呼吸障害（表III-2の軽度〜中等度）と軽症の意識障害（表III-3のJCS I-1）、そしてSIRS（表III-4）が相当する。

「前兆」の特徴の第一は軽度の頻脈や頻呼吸である。ショックと呼吸障害は、それが軽度であっても体内の「絶対的」酸素不足を呈する。一方、SIRSにおいては、全身の炎症によって細胞レベルの酸素需要が増加するため、「相対的」酸素不足となる。したがって、「絶対的」/「相対的」酸素不足を補うための生体反応として頻呼吸や頻脈が起こる。

第二の特徴は軽い意識障害である。**これは、明確な覚醒障害ではなく、精神活動や身体活動（言動の合目的性、意欲、集中力、活動性）の漠然とした変化として現れ、一見して「全然元気がない」あるいは「ふつうじゃない」という印象（図III-4）を与える。**軽い酸素不足でも高次脳機能（とくに集中力）は低下し、言動に異変をきたす。さらに、SIRSで増加するサイトカインは中枢神経系に抑制的に作用し、精神・身体的活動性の変化をもたらすのである（とくに意欲の低下

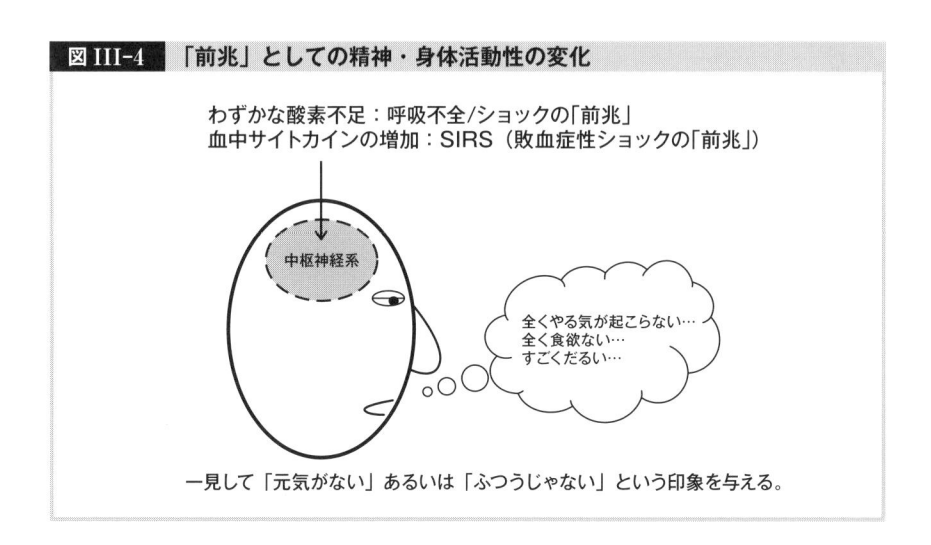

図III-4 「前兆」としての精神・身体活動性の変化

わずかな酸素不足：呼吸不全/ショックの「前兆」
血中サイトカインの増加：SIRS（敗血症性ショックの「前兆」）

中枢神経系

全くやる気が起こらない…
全く食欲ない…
すごくだるい…

一見して「元気がない」あるいは「ふつうじゃない」という印象を与える。

と行動の抑制)。なかでも日常生活に支障が出るような倦怠感と、何も食べられなくなるほどの食欲低下には要注意である (表III-5、図III-4)。全身状態における危険な「前兆」は漠然としているため見逃されやすい。しかし、おおまかな全体像をイメージするとわかりやすい (表III-6)。

表III-6	全身状態からみた重症のイメージ
ショック	フラフラで「ばったり」あるいは「ぐったり」 頭がふわふわし、視界がぼやけ、全身に力が入らず立っていられない。気が遠くなるようなめまいがしてしゃがみこみたくなる感じ。
呼吸不全	何もしていないのに「ハーハー」 とくに体を動かしていないのに、空気が欲しくなって息が切れる。苦しくて横になれない。
自律神経過剰興奮	明らかに「ふつうではない」 顔色が悪くて、冷汗をダラダラ流している。しつこい嘔気・嘔吐で辛そう。何となくソワソワ (興奮気味) している。
軽い意識障害	何となく「ふつうではない」 視線が合わず、話しかけても返答が「スロー」な状態。
SIRS (全身の炎症)	とにかく「ぐったり」 インフルエンザのときの「ボーっとした」意識状態と「スロー」な動きに似ている。

3.4 トリアージに必要な重要疾患の病態生理と症候学

キーワード 急性　亜急性　慢性　重症疾患　軽症疾患

「すでに顕在化している重症度」は全身状態として反映されるが、「今後の潜在的な重症化」は原因疾患を想定することで予測される。原因疾患は4グループに分類され (図II-5)、グループごとに1つのトリアージ判断が対応する。したがって、原因疾患を「診断」しなくても、原因疾患がどのグループにあてはまるかを判断すればトリアージができる (表III-7)。トリアージに際して知っておくべき疾患は限られている。**医師が診断する場合も、いくつもの鑑別診断を想定するとかえって混乱を招くため、重要な3つ程度に絞って検証・判断するのがよいとされている** (山中克郎:治療, 2013)。

表 III-7	疾患グループとトリアージ判断
①急性重症疾患グループ：重症度も緊急度も高い
→レベル1：いますぐに受診する
②亜急性/慢性重症疾患グループ：重症度は高いが緊急度は低い
→レベル2：できるだけ早く受診する
③その他のグループ：重症度は低いが、病院で検査や特別な治療を要することがある
→レベル3：都合がつきしだい受診が望ましい
④軽症疾患グループ：重症度は低く、自然治癒傾向が強い
→レベル4：症状が改善しない場合に限り受診する

❶ 急性重症疾患

　歩いて薬局に来れるような一見軽症（＝全身状態がよい）の患者のなかに、急性重症疾患が隠れていることがある。このような「危険な落とし穴」となりうる疾患は病院でも薬局でも同じであり、概ね10疾患に絞られる（表III-8）。そのほとんどが炎症性疾患か心・肺・血管系疾患である。急性重症疾患には共通した特徴が多く、これらを疑わせる危険なキーワード（レッドフラッグサイン）は「痛み」、「発熱」、「胸部症状」に関するものに集約される（表III-9）。

表 III-8	急性重症疾患（見逃されやすい"危険な落とし穴"）
①	急性冠症候群（急性心筋梗塞　不安定狭心症）
②	くも膜下出血
③	細菌性髄膜炎
④	急性喉頭蓋炎
⑤	急性大動脈疾患（大動脈解離　大動脈瘤破裂）
⑥	腹腔内出血（子宮外妊娠破裂　肝細胞癌破裂　など）
⑦	腹膜炎（消化管穿孔　消化管虚血　など）
⑧	敗血症
⑨	肺塞栓症
⑩	糖尿病性ケトアシドーシス

＊これらは病初期に「軽症」と判断ミスされることが少なくない。
岩田充永："内科救急実況Live—講義で学ぶ診療のコツ"，中外医学社（2012）より一部改変して作成．

| 表 III-9 | 急性重症疾患のレッドフラッグサイン |

A．痛み全般に関するもの

- 突然発症した痛み（原因が明らかな整形外科的痛みは除く）（①②⑤⑥⑦⑨）
  血管や消化管の破裂や閉塞は突然起こる。

- 初めて経験するタイプ（程度 / 質）の急性の痛み（①〜⑦　⑨）
  成人は一般的な良性疾患の痛み（頭痛、咽頭痛、関節痛など）は経験済みである。いままでに感じたことのない、あるいはいままででもっとも強い急性の痛みには要注意である。

- 冷汗または嘔気・嘔吐を伴って起こる急性の痛み（①②⑤⑦⑧）
  内臓の重大な異常が誘発した自律神経反射かもしれない。一過性であっても要注意。ただし、水様性下痢が認められる場合は除く（急性ウイルス性胃腸炎の可能性が高い）。

B．特定の部位の痛みに関するもの

- 唾が飲み込めないほど強い咽頭痛（④）
  炎症性の気道閉塞を疑わせる。

- 安静にしても改善しない急性の強い腰背部痛（⑤⑥）
  内臓血管疾患は安静にしていても痛みが軽快しない。

- 歩行や咳などの振動で誘発される「響く」ような頭痛あるいは腹痛（③⑥⑦）
  頭痛は髄膜刺激症状（髄膜炎）、腹痛は腹膜刺激症状（腹膜炎）の可能性がある。

C．その他

- 39℃以上の高熱 または 悪寒戦慄＋38℃以上（③④⑧）
  とくに「歯がガチガチする」くらいの寒気（悪寒戦慄）は敗血症に特徴的である。

- 胸部の痛み / 圧迫感 / 不快感　息切れ　強い動悸（①⑤⑨）
  心肺系急性症状に対して、検査せずに判断することは危険である。一過性であっても要注意。

＊番号は急性重症疾患リストに対応している（表 III-8）。
＊通常、⑩糖尿病性ケトアシドーシスは全身状態が悪いことによって発見される。

❷ 亜急性 / 慢性重症疾患

代表的なものは悪性疾患と慢性感染症（結核、膿瘍など）であるが、その他にも内分泌疾患や膠原病など多数の疾患がある。このグループの疾患にも共通したレッドフラッグサインがある（表 III-10）。

表 III-10　亜急性／慢性重症疾患のレッドフラッグサイン

A. 症状が全く軽快しない／しだいに悪化している
　重症疾患は自然治癒せずに進行していく。したがって、症状もしだいに悪化する。「亜急性」では期間が短いため「悪化」の判断が難しいので、亜急性期の「全く軽快しない」は「悪化している」とみなしたほうがよい。

B. 体重減少
　食欲低下による栄養障害や慢性炎症による消耗の結果である。

C. 寝汗
　重症感染症や悪性腫瘍で認められる。

D. 持続する微熱
　重症感染症や悪性腫瘍で認められる。

3　軽症疾患

　薬局で対応すべき「守備範囲」ともいうべきグループである。OTC薬の使用または不使用にかかわらず、短期間で治癒する疾患、あるいは消失する症状である（表III-11）。

表 III-11　薬局で対応可能な軽症疾患

①急性かつ一過性（これまでも経験したことのある症状）
- 急性上気道炎（感冒）
- 急性ウイルス性胃腸炎（急性下痢症）
- 急性腰痛症（"ぎっくり腰"）
- 限局性の発疹／湿疹

②慢性かつ反復性（ときどき繰り返す"いつもの"症状）
- "いつもの"整形外科的な痛み
- "いつもの"頭痛
- 習慣性便秘
- 花粉症　など

＊胸部症状は慢性反復性であっても受診勧奨する。
＊便秘と花粉症は症状が強くて「持続的」であれば受診勧奨する。

4　その他の疾患

　重症ではないが「軽症とは言い切れない」疾患は非常に多い（図II-5）。自然治癒傾向が弱い亜急性疾患（亜急性甲状腺炎など）、生命予後に対する悪影響は小さいがときに重症化する慢性疾患（潰瘍性大腸炎など）、あるいはOTC薬ではコン

トロールできないため特異的治療が必要とされる症状（中等症以上の片頭痛など）などが含まれる（図 II-5）。

3.5 重症化しやすい患者の素因

> **キーワード** 重症化の素因　基礎疾患　免疫抑制状態　ポリファーマシー

　個々の患者の病状は、原因疾患だけでなく、患者の素因（表 III-12）にも影響される。重い基礎疾患を有する、免疫抑制状態にある（副腎皮質ステロイドの内服など）、または多剤処方をうけている患者では、軽症疾患をきっかけとして基礎疾患が悪化したり、結核などの特殊な重症疾患が起こりやすくなったりする。また、免疫抑制状態の患者では発熱や疼痛といった重要な症状がわかりにくくなり、適切な病状の把握ができないこともある。**このような患者背景があれば、より慎重な判断が求められるため、軽症疾患と考えられても原則として強く受診を勧める（レベル 1 または 2）。**

表 III-12　問題となる患者背景

①重い基礎疾患（重要臓器の慢性機能不全）
- 慢性心不全、腎不全、肝硬変、進行した慢性閉塞性肺疾患（COPD）など。
- 軽症疾患がきっかけとなって、基礎にある臓器不全が悪化しやすい。
- OTC薬によって基礎疾患が悪化することもある。

②免疫抑制状態
- 担癌（癌を有する）患者、コントロール不良の糖尿病患者、透析患者、免疫抑制薬内服中の患者、脾臓摘出後（外傷、胃癌など）の患者など。
- 軽症感染症でも病状が重症化しやすくなったり（感冒に肺炎が続発するなど）、特殊な感染症を発症しやすくなる（真菌、結核、サイトメガロウイルスなど）。
- 発熱などの重要な症状が目立たなくなる。

③ポリファーマシー（多剤処方）
- 多種類（5種以上）の薬剤を長期的に処方されている患者は、何らかの重い基礎疾患を有していたり、薬物関連の有害事象を起こしやすい。
- OTC薬を追加することで、どのように病状や薬物相互反応が変化するか予測できない。
- 薬物によって重要な症状がマスクされやすい（β遮断薬による頻脈の非顕在化など）。

COLUMN 2

「何か変だ…」その2

「顔」をみて全身を知る？

　全身状態とは、眼の前の患者の容態を反映するものである（図III-3、表III-5）。全身状態は読んで字のごとく患者の全体像を念頭に置いた言葉であるが、「全身」のなかでもっとも大きな存在感を示すのは「顔」であることに気づくだろう。「顔」は社会的・生物学的に重要な刺激であり、他の物体よりも注意を引き付けやすく、その刺激情報は自動的（直感的）に処理されやすい。つまり、「何か変だ」と直感したとき、我々は意識することなく、患者の「顔」を重要な手がかりとしている可能性が高い。では、「顔」と全身状態はどのようにつながっているのだろうか？

　通常、患者が医療機関に関わるのは、自身の健康に不安を抱くときである。その意味では、臨床現場における患者の「顔」は「非日常的」である。非日常的な「顔」の特徴は、日常的な「顔」と比較するとわかりやすい。日常的な「顔」を科学的言葉で表現するのはむずかしいので、様々な書物から、日常的でありふれた「顔」の特徴を以下に抜き出してみた。

(1)「顔」はまた、見ないことを許さないような、あるいは見られることを懇願するような切迫力をもつこともある。
【鷲田清一「顔の現象学」】

(2) 私が彼にまなざしを向け、彼が私にまなざしを向けていないとき、私は距離をおいて彼の眼を知覚することができる。ところが、彼が私にまなざしを向けた刹那に、彼のまなざしは彼の眼をおおいかくしてしまう。彼の眼と私の眼との間の距離が消え失せ、文字通り二つの眼がかち合うのだ。その刹那には私は彼の眼を知覚することができない。ただまなざしをまなざしとして意識するばかりである。
【多田智満子「鏡のテオーリア」】

(3) 眼が「かち合う」とき、われわれの眼はたちまち、それを吸い寄せる求心的な運動とそれを撥ねつける遠心的な運動とを同時に発生させるようなある磁場のうちに閉じ込められるのであって、ある対象を見るときのように相手をじっとまなざすことはできなくなるのである。
【鷲田清一「顔の現象学」】

(4) 人の目を見ることは、単にものを見るというのと同じではありません。私たちが人の目をただ単に見ると言うことは、むしろ特異なことです。…相手の目が興味深いから見るのではなく、まさに相手のまなざしをそこに感じるから、私たちはそこに目を向け、相手と目を合わせるのではないでしょうか。
【浜田寿美男・山口俊郎「子どもの生活世界のはじまり」】

(5) 表情はたえず移ろい、揺れ動き、漂うものであり、その前にわたしが立てば、わたしのそれとシンクロナイズするかたちで噛みあったり反撥しあったりするものである。そしてその変容や変換の速度がまなざすわたしのそれと異様に違うと

COLUMN 2

き、われわれはそのひとの存在を「ふつうでない」と感じる。
【鷲田清一「顔の現象学」】

　引用文(1)は「顔」の存在感の大きさを表現している。人間の「顔」認知能力は先天的なものであり、我々の意識は知らず知らずのうちに「全身」から「顔」に収斂してしまうのである。

　引用文(2)～(4)は目の重要性を示唆している。人は他者を視野に捉えた場合、真っ先に目の領域に視線を向ける。目や眉の多彩な変化は、時々刻々と変化する内的な精神状態の発露であり、重要な非言語的コミュニケーションのシグナルとして機能している。目は他者の考えや感情を読み取るために在り、同時に自身の考えや感情を読ませるためにもある。人は常に他者の視線に注意を払うので、「顔」に目を向けざるを得ない。視線は、それを受けた側に応じさせるような「求心力」をもっている。しかし、一方で、他人の視線は「反発力」をもつため、我々は他者と目を合わせることに気後れを感じる。相互の視線の間には「求心力」と「反発力」の動的緊張状態、つまり「居心地の悪くない距離感」が成立する。我々は「顔」を単なる「対象」あるいは「モノ」として、一方通行的に観察することはできない。

　引用文(5)に記述されているのは、「顔」による非言語的コミュニケーションを表現している。お互いの「顔」は、一貫したテンポをもって共振(シンクロナイズ)している。この「一貫性のあるシンクロ状態」は日常的な非言語的コミュニケーションのあり方であり、相互の反応の仕方にムラがなく、ある程度相手の反応を予想しながら自身も反応していく。

　以上より、日常的な「顔」は、①互いの注意を引きつける圧倒的な存在感を示し、②互いのあいだに適切な「距離感」を形成・維持し、③さらに互いに反応し合う非言語的コミュニケーションのシンクロ状態をつくりだす。「顔」は単なる観察対象となる「モノ」ではなく、人間どうしの相互作用ネットワークのなかにすっぽりはめ込まれている。この相互作用は、正常な(日常的な)心理・精神状態を前提としている。我々が「顔」から無意識に感じとっているのは「正常な意識・精神状態」、つまり「人格」なのである。「顔」は意識・精神状態を「鷲づかみ」にする重要な手がかりといえる。一方で、「日常的でない顔」とは、その存在感が薄れ、適切な「距離感」が破綻し、互いのシンクロ状態を乱す「顔」である。このようなときに「顔」を通して「何か変だ」と直感されるのは、軽度の意識・精神状態の変化である。

参考文献
1. 鷲田清一:"顔の現象学(講談社学術文庫)". 講談社 (2012).
2. 多田智満子:"鏡のテオーリア(ちくま学芸文庫)". 筑摩書房 (1993).
3. 浜田寿美男・山口俊郎:"子どもの生活世界のはじまり". ミネルヴァ書房 (1984).
4. 佐仲雅樹 他:「顔」で直感する全身状態—「顔」の相互反応モデルの提唱—. 日本病院総合診療医学会雑誌, 2013; 5: 37-43.

COLUMN 3

「何か変だ…」その3

軽い意識障害をみつけるためには？

　意識・精神状態は全身状態を反映する「窓」である（図III-2）。急に起こった意識や精神状態の変調は、それが軽度であっても全身状態悪化の前兆とみなさなければならない。軽度の意識・精神障害とは、「目が覚めているのに、正常な判断力がない」状態といえる。これは JSC I-1「いまひとつはっきりしない」（表III-3）に相当し、せん妄状態（急性かつ可逆性の認知機能障害）に近い。確かにこれは曖昧なものであり、「何か変だ」としか表現できない程度の変化である。

　意識とは「覚醒（目が覚めている）」と「認知（物事を判断し解釈する）」から成る。正常な覚醒状態にあり、物事に関心を向ける注意力があってこそ正常な認知が可能となる。軽度の意識障害をより具体的に表現すれば、「目は覚めているのに、注意力が低下して、物事に対する関心が持続せず、合理的な判断や反応ができなくなる」となる。「目が覚めているから、意識障害はない」という見方は誤りである。とはいえ、このような軽度の意識障害は、診断基準（JCS）にたよっていても察知できない。軽い意識障害でみられる「物事への関心の低下」、「集中力の低下」、「注意散漫な様子」は、患者とのコミュニケーションを通してのみ発見できる。

　他人とのコミュニケーションは、言葉だけでなく、言葉以外の反応や行動によって成り立っている。言葉を交わすときは、我々は適切なテンポでアイコンタクトを交わしている。視線には「反発力」があるため、お互いに顔や目を注視し続けることはない。話し手は相手の目を（あるいは顔を）見て、聞き手は相手の口を見ている（あるいは顔から視線を逸らしている）。両者は相手の顔や目を常に意識し、視線をシフトさせながら、話し手と聞き手の立場交替の合図としてアイコンタクトを送受し、コミュニケーションにテンポを生み出しているのである。このような緻密な非言語的コミュニケーションは、正常な集中力や注意力があり、互いに関心ごとを共有しているからこそ無意識のうちに成立するのである。

　軽度の意識障害が起これば、「顔」を通した日常的なコミュニケーションができなくなる。患者の表情や視線は「どんより」として（「顔の存在感」が薄れる）、こちらをあまり見返さないようになり（「距離感」の破綻）、アイコンタクトのテンポが狂う（「シンクロ状態」の乱れ）。このような変化は微妙であるが、患者とのコミュニケーションを通して、「何か変だ」と「鷲づかみ」にして感じることができる。もちろん、このような直感が必ずしも危険なサインであるとは限らない。患者に何か心配事があるだけかもしれない。しかし、軽い意識障害を疑うきっかけとなる。

　ちなみに、全身状態のよくない患者が、注意力や関心の低下のために、こちらを「見返さない」ときに、我々は「目に力がない（反発力低下）」と感じるのであろう。一方で、全身状態が回復しつつある患者は、注意力と周囲への関心が高まり、適切な「距離感」をもってこちらを見返す

COLUMN 3

ようになる。つまり「目に力が出てくる(反発力増加)」のである。また、関心のあるものを見るときは瞳孔が大きくなり、「黒目」が光を反射しやすくなる。つまり、「目の輝き」である。

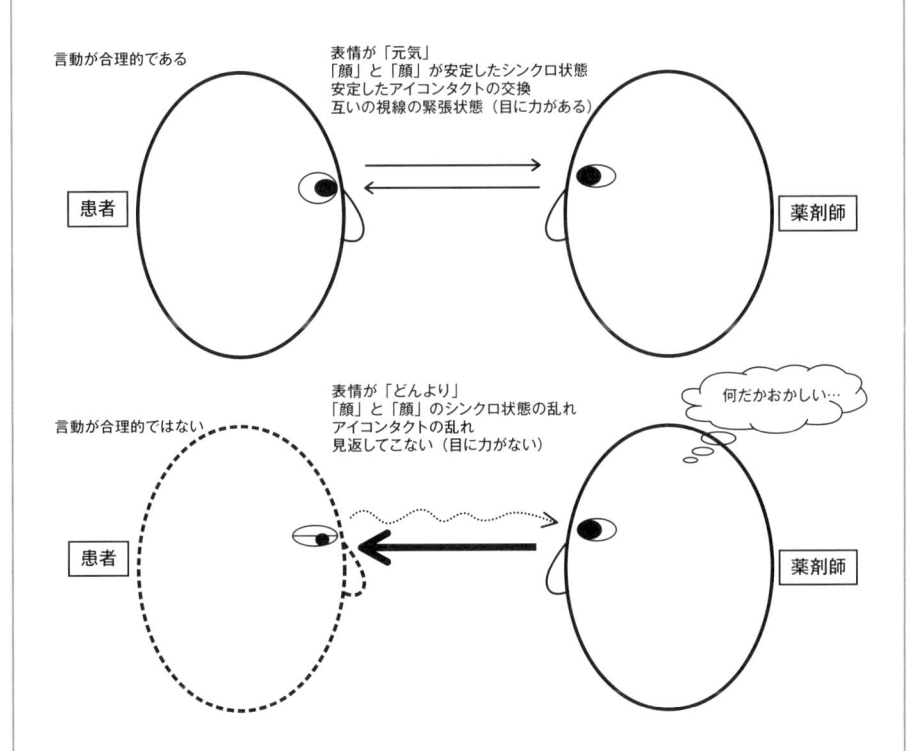

言動が合理的である

表情が「元気」
「顔」と「顔」が安定したシンクロ状態
安定したアイコンタクトの交換
互いの視線の緊張状態（目に力がある）

患者　　　　　　　　　　　　　薬剤師

言動が合理的ではない

表情が「どんより」
「顔」と「顔」のシンクロ状態の乱れ
アイコンタクトの乱れ
見返してこない（目に力がない）

何だかおかしい…

患者　　　　　　　　　　　　　薬剤師

参考文献
1. 佐仲雅樹 他：「顔」で直感する全身状態―「顔」の相互反応モデルの提唱―. 日本病院総合診療医学会雑誌, 2013; 5: 37-43.

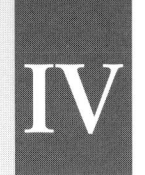

IV 薬局トリアージの実践

4.1 トリアージのための情報収集

キーワード 問診　視診　バイタルサイン
フィジカルイグザミネーション（フィジカルアセスメント）

　情報収集手段としては問診と視診がもっとも重要である。可能であればバイタルサインをチェックするが、それ以外のフィジカルイグザミネーション（聴診、触診、打診）は必要ない。

　全身状態とは来局時の患者の重症度を反映したものである。視診は迅速に全身状態を把握するのに有効である（表III-6）。バイタルサインは、ショック、呼吸不全、SIRSを反映する客観的なパラメーターとなるが、必須ではない。息切れや動悸などの自覚症状や、顔面蒼白や冷汗などが認められたときにチェックすればよい。橈骨動脈で脈拍数を測定し、血圧を測定する（測定できない場合は自動血圧計でもよい）。パルスオキシメーターがあれば酸素飽和度を測定する。

　原因疾患は、現病歴（発症から現在にいたる一連のストーリー）に基づいて想定する。過去の調査研究（Hampton JR, et al.：BMJ, 1975）によれば、内科疾患の診断に対する寄与率は、問診が7〜8割で圧倒的に高く、残りが診察や検査で同程度（各1〜2割）とされる。最近は各種検査技術が飛躍的に進歩しており、以前と比べて検査の寄与度は上昇していると考えられるが、問診がもっとも重要であることは変わらない（Peterson ML, et al.：West J Med, 1992）。**問診による情報は重症の見逃しが少ないためアンダートリアージは少ないが、軽症を重症と判断ミスするオーバートリアージになりやすいことは認識しておかなければならない。**

　聴診、触診、打診は重要ではあるが、実臨床においては「見逃しが多い」ことと、施行者間で結果が一致しにくいことが問題となっている。アンダートリアージを避けるべき薬局において、聴診、触診、打診を行うメリットはほとんどない。

4.2 全身状態の評価法

> **キーワード** ガス交換サイクル　前兆

　全身状態の評価とは、ガス交換サイクルが不安定化している徴候、あるいはその「前兆」を捉えることである。とくに、薬局トリアージで重視すべきは「前兆」である（表III-5）。**概して「前兆」は漠然としており、単に「カゼだろう」あるいは「元気がない」として軽視されやすい。「前兆」に似た症状は軽症疾患でも起こりうるが、真の「前兆」は急激（半日～1日以内に）かつ高度（日常生活に支障をきたすほどに）に発現することが特徴である。素直な視診による患者の印象を重視する**（表III-6、図III-4）。

　全身状態は、来局時の自覚症状と身体徴候で評価される（表III-5）。身体徴候は患者と対面し会話しながら評価するが、以下のごとく簡便にスクリーニングできる。まず患者が安定した状態で姿勢保持できていることを確認する（表III-6）。挨拶を交わす際に迅速な返答があれば注意力や自発性は保たれている。会話のやりとりのなかで、意思疎通が十分で、変わった言動（非合目的）がなければ見当識も注意力も問題ない。一連の文章を流暢に途切れることなく喋ることができれば、呼吸障害もない。顔面をみる際に、顔色の良し悪しや冷汗の有無に注意する。

4.3 症状の捉え方

> **キーワード** 痛み　部分　全身

　症状を考えるときには、「痛みか否か？」、そして「部分か全身か？」という見方が役に立つ（表IV-1）。この視点で症状を捉えながら問診することによって、トリアージがスムースに行える。

表IV-1　症状の特徴の考え方

① 「痛み」vs「痛み」以外
- 急性重症疾患のレッドフラッグサインには「痛み」に関するものが多い。
- 「痛み」が激しい場合は、軽症疾患が原因と考えられても受診勧奨が必要となる。

続く

| 表IV-1 | 症状の特徴の考え方 | 続き |

② 「部分的」な症状 vs「全身的」な症状
- 「部分的」な症状とは、障害部位が想定しやすい症状である。たとえば、咳であれば呼吸器系、水様性下痢であれば消化器系と想定できる。
- 「全身的」な症状とは、様々な疾患が引き起こす「全身反応」としての症状である。発熱、倦怠感、食欲低下などであり、全身状態を反映する。食欲低下は必ずしも消化器症状とは限らないことに注意する。
- 発熱時の軽い頭痛も「全身的」症状の1つである場合が多い。
- 「部分的な」症状は上気道症状(鼻水、咽頭痛、咳など)、腹部症状(腹痛、下痢、嘔吐など)とにグルーピングして認識すると、急性軽症疾患(感冒、急性胃腸炎)を認識しやすくなる。

4.4 原因疾患の推定のための診断理論

キーワード　OPQRSTリスト　発症の仕方　経過　随伴症状　症状の性状

　薬剤師が原因疾患を想定するということは、疾患グループ(図II-5、表III-7)を特定することである。医師が行うような、特異的な治療につながる個別疾患の確定診断とは異なる。**原因疾患の想定は病歴に基づく**。つまり、現在の症状だけでなく、対面時には消失している症状も重要な情報となる。必要な情報を漏れなく聞き出すためには、「OPQRST」チェックリストが有用である(表IV-2)。もっとも重要な項目は、発症の仕方(Onset)、症状の経過(Time-course)、症状の性状と程度(Quality/Quantity)である。**実際に大半の場合トリアージはO、T(T-C)、Qで方向づけられることが多く**、このことから「問診のOTC-Questionルール」などと表現される。

| 表IV-2 | OPQRST問診チェックリスト |

チェックリスト

Onset：発症の仕方
Palliative/Provocative factor：寛解・増悪因子
Quality/Quantity　症状の性状と程度
Region/Radiation：症状の部位　放散痛の有無と部位
Symptom associated：随伴症状
Time-course：経過

続く

第IV章 薬局トリアージの実践

表IV-2　OPQRST問診チェックリスト　続き

各項目の意義
OとT：重症度、緊急度、自然治癒傾向を反映する。
P：「労作による息切れ」、「安静によって軽減しない腰痛」、「振動による頭痛や腹痛の悪化」は重要である。
Q：「いままでに経験したことがない症状」、「日常生活に支障をきたすほどの症状」は重要である。
R：「冷汗を伴う顎、頸、肩の痛み」は急性冠症候群の放散痛である。
S：頻度の高い急性軽症疾患（感冒、胃腸炎）の見極めに有用である。

1 発症の仕方（O）と症状の経過（T）

OとTは重症度、緊急度、自然治癒傾向を反映しており、原因疾患の推定に有用である（表IV-3）。OとTはセットとして解釈されることが多い。

表IV-3　発症と経過パターンに応じた解釈

①急性（＜2週間）
- 突発の痛みは急性重症疾患を疑わせる。
- 経過が短いため後の予測がむずかしい。

②亜急性（2〜4週間）
- 自然治癒する傾向が弱く、急性軽症疾患の可能性は低い。
- 急性軽症疾患に何らかの合併症が起こった可能性がある。
- 「軽症」とも「重症」ともいい難い「グレーゾーン」が多い。

③慢性（＞4週間）
- 自然治癒する可能性は低いが、重症である可能性も低い。
- 持続性（月の半分以上は有症状）の場合は特異的治療が必要である。
- 反復性（月の半分以上は無症状）は軽症と考えられる。

明らかな整形外科的痛み（"ぎっくり腰"や打撲など）を除けば、「突発性」の痛みは重症度と緊急度が高く、「急性重症疾患」グループを示唆するレッドフラッグサインである（表III-9、図IV-1）。これは血管や内臓に起こった重大な解剖学的変化（「破れた」「詰まった」「捻じれた」）を示唆する。通常「突発性」であれば10分以内に痛みがピークに達するが、病態に応じて多少バラツキがある。たとえば、血管閉塞は組織の虚血性変化によって痛みを生じるので、痛みがピークとな

るまでの時間が血管破綻に比べて長い傾向にある。また、発症時の患者の記憶が定かではないことも多い。よって、**一定程度時間の幅をもたせて、「発症して1時間以内にピークに達する」ものを「突発」とみなしたほうが現実的である。**「突発性」以外の「急性」には重症疾患と軽症疾患が混在し、かつ2週間以内と経過が短いため、自然治癒するのか重症化するのかを判断するのがむずかしい（図IV-2）。

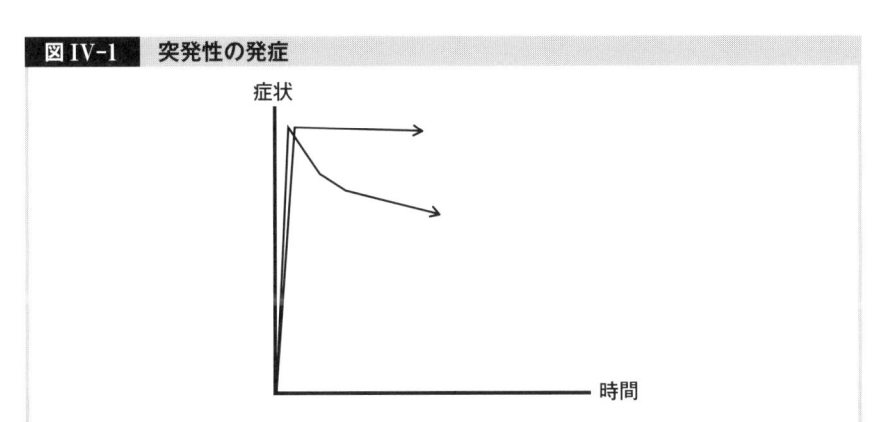

図IV-1　突発性の発症

症状は10分以内にピークに達するが、ときに1時間程度かかることもある。ピーク後の症状は軽減することもあるが、原則として持続する。「○○をしていたときに…」あるいは「××の直後に…」などは突発性を強く示唆する。

図IV-2　急性の経過

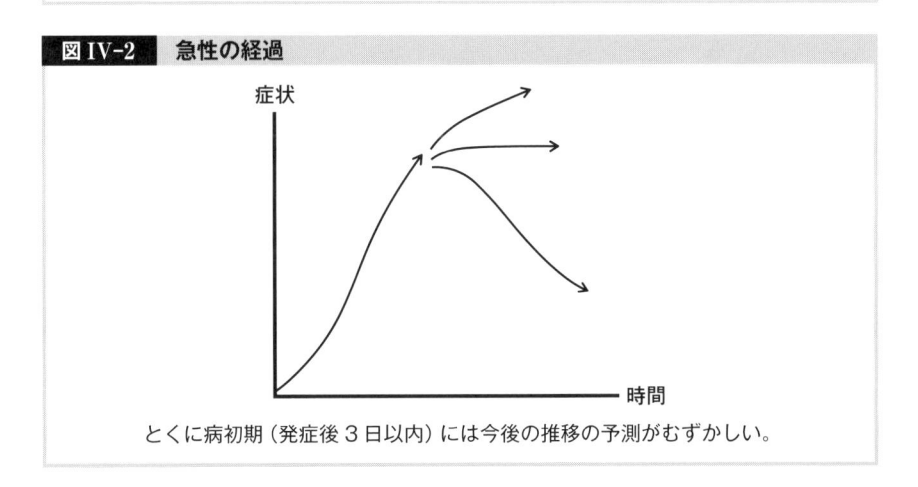

とくに病初期（発症後3日以内）には今後の推移の予測がむずかしい。

ほとんどの急性軽症疾患（感冒など）は2週間以内に治癒するので、**2週間を越える「亜急性」の症状は自然治癒する傾向が弱いことを示唆する。**したがっ

て、2〜4週間で症状が軽快してきたようにみえても「軽症とは言い切れない」ため、「その他」の疾患グループとみなしたほうがよい（表III-7）。2週間を超えて悪化しているなら「亜急性／慢性重症疾患」グループとみなす（図IV-3）。ただし、亜急性期（2〜4週間）では「悪化」の見極めがむずかしいことがあり、「全く軽快しない」は「悪化」として対応したほうが安全である。「亜急性」は手放しで「軽症」といえるものはない。

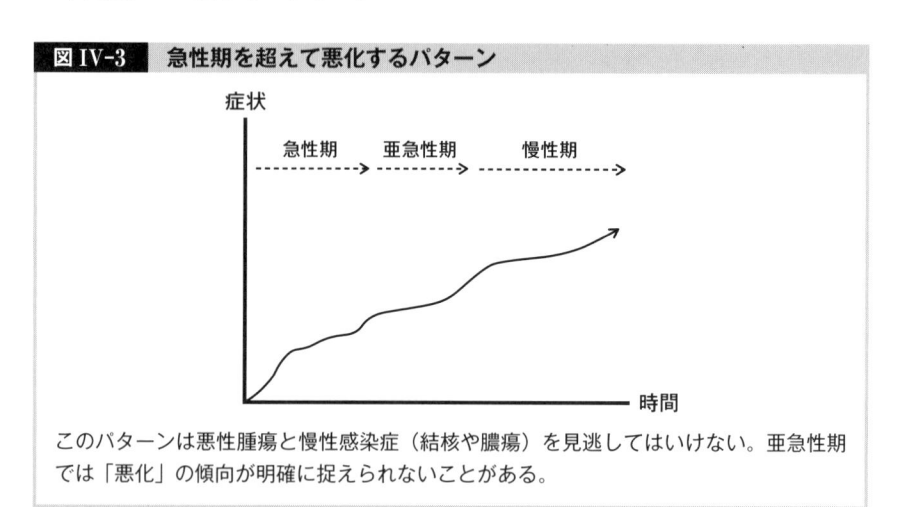

図IV-3　急性期を超えて悪化するパターン

このパターンは悪性腫瘍と慢性感染症（結核や膿瘍）を見逃してはいけない。亜急性期では「悪化」の傾向が明確に捉えられないことがある。

「いつもと変わらない」症状を発作的に繰り返す「慢性反復性（月の半分以上が無症状）」ならば、「軽症疾患」グループに属すると考えてよい（図IV-4）。**ただし、「慢性反復性」であっても、胸部症状は重症度が高いとみなす。たとえば、狭心症は慢性反復性のパターンをとりうるが、重症疾患である**。一方、ほとんどつねに症状がある「慢性持続性（月の半分以上が有症状）」は、特異的な治療が必要となるため軽症とは言い切れず、「その他」のグループとみなす（図IV-5）。「慢性持続性」をセルフメディケーションの適応とすれば、OTC薬の不適切な長期使用につながる（慢性頭痛におけるOTC薬の乱用など）。

図 IV-4　慢性反復性のパターン

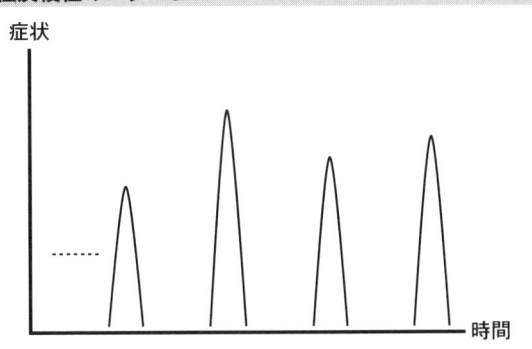

症状の悪化傾向はなく、かつ月の半分以上は無症状である。"頭痛持ちのいつもの頭痛"や"胃弱のいつもの胃痛"などである。

図 IV-5　慢性持続性のパターン

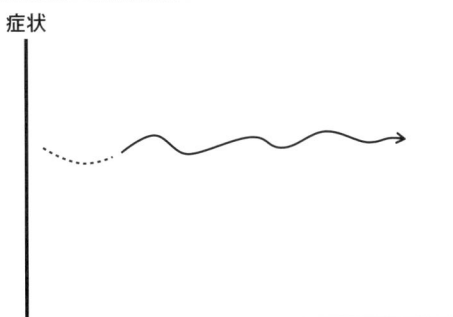

症状の悪化傾向はないが、月の半分以上は有症状である。心因性因子が関与していることが多い。うつ病や重症の過敏性腸症候群などである。

2 随伴症状（S）

　全身状態がよく、かつレッドフラッグサインがあてはまらない「急性」ケースに対しては、薬局で対応できる急性軽症疾患かどうかを推定しなければならない。疾患の特徴に基づいて（表IV-4〜6）、典型例に近ければ「軽症の可能性が高い」と判断する。もし「可能性が高いとはいえない」のであれば、「その他」とみなす。「軽症」と「その他」の厳格な区別にこだわる必要はなく、迷った場合は「その他」の疾患グループとみなす。**急性軽症疾患の推定には、主訴と随伴症状（Symptom associated）の組合せが重要となる**（表IV-4、IV-5）。

表 IV-4　急性上気道炎（感冒）の特徴

日本呼吸器学会の定義（2003）
「鼻汁、咽頭痛、咳、発熱などの臨床症状が少なくとも1週間以内に自然治癒するものである。発熱は3日以上続くことは少なく、38℃を超えることも少ない。」

おもにウイルスによる上気道（鼻腔〜咽頭・喉頭）の感染症である。
以下のような特徴がある。

- 複数の軽い上気道症状を伴う（鼻汁・鼻閉、咽頭痛、咳・痰）。
- 全身症状（食欲低下、倦怠感、頭痛、発熱）は軽度である（＝全身状態はよい）。
  ＊急性の鼻汁があれば急性上気道炎の可能性が高くなる。
  ＊軽度の消化器症状（嘔気、下痢など）を伴うことがある。

以下の場合は急性上気道炎の可能性が低くなる。

- 症状が2週間以上持続する。
- 特定の症状が（激しい咳、強い咽頭痛、強い頭痛など）が目立って強い。
- 全身症状が強くて日常生活や睡眠に支障あり（＝全身状態が悪い）。

表 IV-5　急性ウイルス性胃腸炎（急性下痢症）の特徴

疫学研究における定義（中込　治：臨床とウイルス，2007）
「過去24時間以内に3回以上の通常より軟らかい便または液状便があり、その持続が2週間未満のもの」

ウイルスは水分吸収の場である小腸に炎症を起こすため、水分吸収が阻害されて水様／液状の下痢が起こる（尿のような下痢）。メインの症状は嘔気・嘔吐と下痢である。
以下のような特徴がある。

- 水様性下痢（典型的には"オシッコのような"）が必須条件である。
- 下痢以外に軽度の消化器系の症状（嘔気、嘔吐、腹痛、食欲低下）を伴う。
- 全身症状（倦怠感、発熱）は軽度である（＝全身状態はよい）。
- 下痢より嘔吐が先に発現することが多い。
- 通常は2〜3日で急速に治癒に向かう。
- 軽度の上気道症状（鼻水、咽頭痛など）を伴うことがある。

以下の場合は急性ウイルス性胃腸炎の可能性が低くなる。

- 症状が2週間以上持続する。
- 水様性下痢が認められない。
- 腹痛が目立って強い。
- 全身症状が強くて日常生活や睡眠に支障あり（＝全身状態が悪い）。

表IV-6	急性腰痛症（"ぎっくり腰"）の特徴

腰痛診療ガイドライン（2012）を参考にした定義

明確な定義はないが、文字通り「突然起こる腰部（触知可能な最下端の肋骨と殿溝の領域）の疼痛」であり、4週間以内に治癒するものである。

椎間関節の捻挫、椎間板の微小亀裂、筋・筋膜の断裂、仙腸関節のズレなどによると考えられている。以下のような特徴を有する。

- 20～55歳に多い。
- 下肢のしびれや痛み（神経圧迫による坐骨神経痛）がない。
- 安静で軽快し、動かすと痛む（寝返り、咳、くしゃみで悪化）。
- 多くは1～2週間以内に治癒する。

以下の場合は急性腰痛症の可能性が低くなる。

- 55歳以上で初めて発症した。
- 全身症状がある（発熱、食欲低下、倦怠感）。
- 安静にしていても痛む。
- 骨粗鬆症やステロイド治療中の患者（腰椎圧迫骨折の可能性あり）。
- 2週間以上改善しない。

❸ その他（P、Q、R）

　寛解・増悪因子（Palliative/Provocative factor）で重要なのは、労作によって息切れが強くなるかどうか（表III-5）、安静で腰痛が軽快するかどうか（表IV-6）、振動で頭痛や腹痛が悪化するかどうか（表III-9）などがある。

　症状の部位（Region）は主訴や随伴症状（S）から自明のことが多い。放散痛（Radiation）としては冷汗や嘔吐を伴う顎、喉、右あるいは左肩の痛みに注意する。これらは急性冠症候群や急性大動脈疾患を疑わせるレッドフラッグサインである（表III-9）。

　症状の性状と程度（Q）は主訴や随伴症状（S）と関連付けて評価される。ただし症状の性状は主観的であり患者によって表現の仕方が異なる。より客観的情報を得るための重要な質問が2つある。それは「いままで経験したことのないものか（性状）？」と「我慢できないくらい、あるいは日常生活に支障がでるくらい強いか（程度）？」である。前者で「はい」ならば急性重症疾患の痛みのレッドフラッグサインである（表III-9）。後者で「はい」ならば、たとえ原因が軽症疾患と判断されても、OTC薬よりも効果的な対症療法が必要となる（表III-7）。**慢性の症状に対しては、必ず「いつもと同じ」症状かどうかを確認する。慢性反**

復性の痛み（腹痛や頭痛）であっても、「いつもより激しい」または「いつもと違う性質」であれば、「急性」の重症疾患を疑わせるレッドフラッグサインである。

4.5 薬剤師のトリアージと医師の外来業務の比較

> **キーワード** 3つのC（critical/curable/common） 経過観察 safety netting

　医師は外来業務にあたりつねに「critical（重症）」、「curable（治療が可能な）」、「common（ありふれた軽症）」という「3つのC」を意識している。診断における最優先事項は、重大（critical）な病状や疾患を見逃さない、とくに救命できる治療法が確立している（curable）疾患を見逃さないことである。一方、「軽症（common）疾患のほうが重症（critical）疾患よりも圧倒的に頻度が高い」という常識を忘れてはいけない。軽症を重症と過剰診断すれば、不必要な検査や治療による金銭的・心理的負担という患者の不利益が発生する。つまり、「3つのC」を考慮することは、診断をつけるための思考法というよりも、**「常識的に軽症疾患を想定しながら、重症疾患を見逃さないよう細心の注意を払う」という、患者の利益を優先したバランスのよい診療姿勢**なのである。

　薬局トリアージではとくに2つのC（critical と common）を意識することが重要である（佐仲雅樹 他：クリニカルファーマシスト，2011）。この2つのCは本トリアージシステム（図I-1）がもつ2つの側面に相当する。つまり、「致死的な急性重症疾患を見逃さない（全身状態、患者背景、レッドフラッグサイン）」がcritical、「薬局で対応できる軽症疾患を見極める（急性軽症疾患の可能性）」がcommonである。

4.6 Safety netting

> **キーワード** 見逃し 説明 経過観察 リスクの最小限化

　いかに慎重を期しても、「一見軽症な重症疾患」の見逃しをゼロにすることは不可能である。医師が診察や検査を行っても、一度の外来で正確な診断ができるわけではない。急性疾患の約50％は一度の外来で確定診断ができないともいわれる（Almond S, et al.：Br J Gen Pract, 2009）。したがって、重大な見逃しは必ず起こ

ることを前提として、リスクを最小限にするために「安全に様子をみる方法（経過観察の仕方）」を説明することが重要となる。これを safety netting と呼ぶ（Almond S, et al.: Br J Gen Pract, 2009）。たとえ初診時に「軽症」と判断しても、あとで発現するかもしれない重症化のサインを説明し、そのようなサインが現れたときは至急再受診するように指導する。臨床には不確実性がつきものであり、医師の外来業務は safety netting なしでは成り立たない。

　薬局トリアージにおいては、とくに、急性重症疾患を念頭においた safety netting が重要となる。**細心の注意を払っても起こりうる「見逃し」には、おもに2つの原因がある。ひとつは重要な症状が出現する前に患者が来局するケースであり、見逃されたあとに遅れて重症化する（「遅れて重症化パターン」）。もうひとつは、「軽症」の判断は正しいのに（「見逃し」ではないのに）、軽症疾患に何らかの重症な合併症を起こす場合である（「軽症経過の逸脱パターン」）。**「遅れて重症化パターン」に対しては、「部分的な症状（頭痛やノドの痛みなど）の悪化」と「全身症状の悪化（高熱、高度の食欲低下、強い倦怠感）」に注意するようにアドバイスする。とくに全身症状の悪化が重要である。また、「軽症経過の逸脱パターン」に対しては、最初に想定した急性軽症疾患の典型的特徴や経過（表IV-4〜6）を説明しておくことで、患者が「逸脱」に気づくことが可能となる。急性症状を訴える患者にOTC薬を販売する際には、①現段階では軽症と判断されること、②しかし判断は100％確実ではあり得ないこと、③経過観察中に注意すべきポイントを説明することが重要である（表IV-7）。

表IV-7　急性軽症疾患と判断した場合の safety netting

感冒が疑われる例

「お話をうかがったところ、①現時点では重い病気の可能性は低いと思います。総合感冒薬で様子をみましょう。②ただし、重い病気であっても初期症状は軽いことがあり、100％大丈夫だとはいえません。いちばん大切なのは、この数日、具合の変化に注意することです。③ノドの痛みなどの症状が強くなったり、高熱、食欲低下、だるさが半日〜1日で急速に悪化したり、体調のよくなる兆しが3日程度たってもない場合はご連絡下さい。もしくは、直接病院に電話して外来を受診していただいてもかまいません。」

①現状では軽症だと判断されること
②判断は確実ではないこと（100％確実な判断はあり得ない）
③「遅れて重症化」と「軽症経過の逸脱」に関する注意点

COLUMN 4

「何か変だ…」その4

顔色が悪い…?

　ショックの診断基準に「皮膚蒼白」というのがあるが（表III-1）、これが顔に出れば「顔面蒼白」である。よく「顔色が悪い」というが、「顔面蒼白」、「どす黒い顔」、「顔が土気色」、「顔が青ざめる」などと表現されるように、いまひとつ漠然としている。「顔色が悪い」、あるいは顔面蒼白とはどんな色だろうか？

　皮膚の色は基本的に黒（メラニン）、黄色（カロチノイド）、赤（ヘモグロビン）の3色の合成である。顔色が急に変化するときは、「赤」の減少、つまり表皮下の血流が減少するのである。カロチノイドやメラニンの量が急に変化することはない。ところで、「赤」が減少して「黒」と「黄」が目立つと、実は「薄い黄色〜黄緑色」となる。実際、黄色と黒の絵具を混ぜるとオリーブ色、つまり暗い黄色〜黄緑になる。

　全身状態悪化に伴って急性に起こる顔色変化は、全身の交感神経亢進（細動脈収縮）や全身の血液量の減少を反映する。その際、顔面蒼白や「顔色が悪い」は、「白」や「蒼（青）」をイメージしても認識できない。顔色変化をみるときのコツはオリーブ色、つまり「黄」や「緑」を意識することである。もともと色白の人で顔面の血流が悪くなれば「薄い黄色」となり、輪郭がぼやけたような、あるいは「とろけるような」存在感のない顔色となる。一方、もともと色黒の人は「どす黒い緑」となり、明らかに違和感を起こさせる顔色となる。筆者の消化器内科医としての経験でも、吐血による出血性ショックの患者は、確かに「存在感のない」顔色をしていることが少なくない。ちなみに、ヘビースモーカーも表皮下の循環不全のため「顔色が悪い」が、これは慢性の変化である。

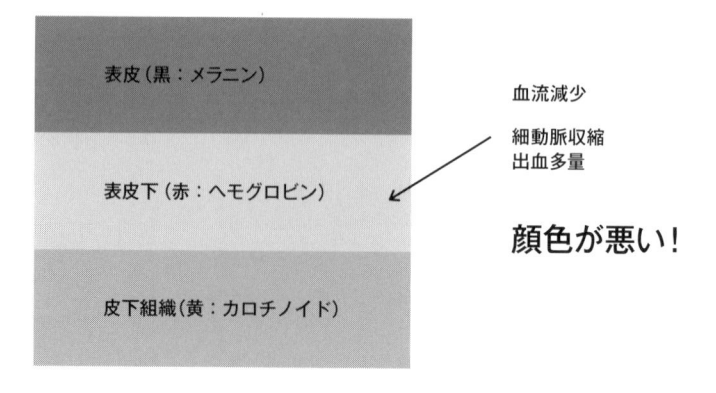

表皮（黒：メラニン）

表皮下（赤：ヘモグロビン）　← 血流減少／細動脈収縮／出血多量　**顔色が悪い！**

皮下組織（黄：カロチノイド）

参考文献

1. 佐仲雅樹 他：「重症感」の症候学的考察—直感を共通言語化する—. 日本プライマリ・ケア連合学会誌, 2012; 35: 299-305.
2. 植月啓次 他：独立成分分析による顔色変化予測に基づく顔画像の評価. 日本写真学会誌, 2001; 64: 255-263.

COLUMN 5

「何か変だ…」その5

元気がない？

　炎症は異物を排除したり、組織損傷の治癒に必要な生体反応である。炎症の代表は感染症であるが、一方で感染症によらない炎症を「無菌性炎症（sterile inflammation）」という。例えば、急性心筋梗塞における心筋壊死も炎症を起こすし、くも膜下出血で血管外に漏れた赤血球が壊れても炎症は起こるのである。致死的不整脈（心室細動など）、動脈性の大出血、異物による窒息のような突然死しうるケースを除けば、多くの急性重症疾患（表III-8）が進行して全身状態が悪化するプロセスには、強い炎症が関与しているといってよい。患者の危機を早期発見するためには、「炎症」による全身状態の変化に注意しなければならない。具体的には、全身性炎症反応症候群（SIRS）（表III-4）、あるいはその前段階を見逃さないことが重要である。

　人間の体は、炎症が発生した「部分」ではこれを促進し（異物除去と組織損傷治癒に役立つ）、同時に「全身」に炎症が広がらないような適度のバランスにコントロールされている。しかし、「部分」に起こった炎症が強すぎたり、何らかの重い基礎疾患で「全身」の免疫力が落ちていると、炎症促進物質（サイトカイン）が「部分」から「全身」に広がって、やがてSIRSが起こる。SIRSに進行しつつあれば、患者は急に「元気がない」状態となる。具体的には意欲の低下（無気力感、無関心、食欲低下、倦怠感など）や、日常生活における活動性の低下（仕事ができない、家事ができない、出歩かなくなる、床に伏せがちになる）などである。これは炎症が引き起こす「おきまり」の変化で、acute sickness behavior（ASB）と呼ばれる。インフルエンザのときの状態を想像すればわかりやすい（インフルエンザは一過性で、「重症」ではないが）。さらに、サイトカインは不安や恐怖といった感情も誘発する。これは、単なる病気に対する心理的変化ではない。結果として表情は曇り、全体として「重苦しい雰囲気」を醸し出す。

　ASBは脳にサイトカインが影響を及ぼしたために起こる。血中のサイトカインが多いほどASBは顕著となる。高齢者の急性心筋梗塞や敗血症は、「急に全然元気がなくなった」として発症することが稀ではない。「元気がない」というふうに、患者の全体像の変化を「鷲づかみ」にするとASBが捉えやすくなる（図III-4）。

参考文献
1. Critchley HD, Harrison NA：Visceral influences on brain and behavior. Neuron. 2013; **77**: 624-638.
2. Reichenberg A, et al.：Cytokine-associated emotional and cognitive disturbances in humans. Arch Gen Psychiatry, 2001; **58**: 445-452.
3. 佐仲雅樹 他：「重症感」の症候学的考察―直感を共通言語化する―. 日本プライマリ・ケア連合学会誌. 2012; **35**: 299-305.

COLUMN 5

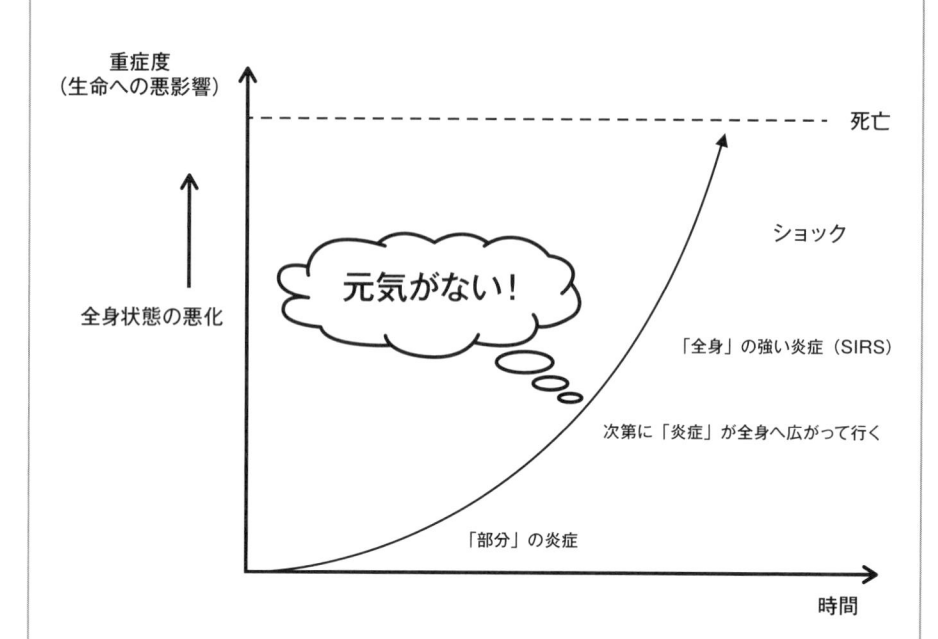

重症度
（生命への悪影響）

↑

全身状態の悪化

･････････････････････････････ 死亡

ショック

元気がない！

「全身」の強い炎症（SIRS）

次第に「炎症」が全身へ広がって行く

「部分」の炎症

時間

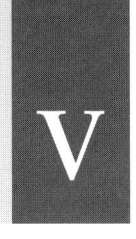

V 急性重症疾患の病態と症候学的特徴

致命的なアンダートリアージ（見逃し）を避けるためにも、急性重症疾患に関する知識は非常に重要である（表 III-8）。以下にそれらの病態と症候学的特徴を概説する。

5.1 急性冠症候群（Acute Coronary Syndrome: ACS）

表 V-1　急性冠症候群の典型的 OPQRST とリスク因子

典型的な主訴	胸痛
OPQRST 情報	
O & T（発症と経過）	**心筋梗塞**：突然発症して 30 分以上継続する。 **不安定狭心症**：安静時に突然起こり、20～30 分持続する発作である。これを短期間（＜1 カ月）のうちに反復する。
P（寛解・増悪因子）	不安定狭心症の発作は労作、寒冷刺激、精神的ストレスなどで増悪する。
Q & R（症状の部位、性状、程度）	胸骨裏面の深部の、手のひら～握りこぶしほどの漠然とした範囲に、圧迫感、不快感、灼熱感を生じる。 肩、腕、頚、顎、歯、背中、上腹部などの広い範囲に放散痛を生じる。
S（随伴症状）	冷汗、嘔気、嘔吐などの自律神経症状。
リスク因子	糖尿病、高血圧、脂質異常症、喫煙、虚血性心疾患の家族歴など。

　虚血性心疾患は心筋壊死の有無によって心筋梗塞（壊死あり）と狭心症（壊死なし）とに分けられ、さらに狭心症は発作のパターンから不安定狭心症と安定狭心症に分けられる。急性心筋梗塞と不安定狭心症は緊急対応を迫られるので、臨床的には両者をまとめて ACS として扱う。つまり、虚血性心疾患は ACS と安定狭心症の 2 つに分けられることになる。

　虚血性心疾患の原因は冠動脈の粥状硬化（プラーク）である。プラークは冠動脈に沈着した脂質成分が線維被膜に覆われたものであり、血管内腔に向かって隆起していく。安定狭心症と ACS の違いはプラークの大きさ（冠動脈狭窄の程度）では

なくプラークの性質にある。被膜が薄いプラークは亀裂を起こしやすく、いったん亀裂すればそこに血小板が凝集して急速に血栓が形成される。冠動脈が一気に完全閉塞して心筋壊死に至ったものが急性心筋梗塞であり、急激に胸痛が起こって持続する（>30分）。一方、いったん冠動脈を塞いだ血栓が自然溶解（再疎通）し、その後再凝集（閉塞）と溶解を繰り返すものが不安定狭心症である。短期間のうちに症状の出現と軽減を繰り返す状態であり、いつ持続的な完全閉塞に至ってもおかしくない。**いったん症状が軽快したからといって不安定狭心症は否定できない。**

被膜が薄いプラークはサイズに関係なく亀裂を起こしやすいので、ごく軽い冠動脈狭窄の患者にも起こる。つまり、**これまで狭心症症状のなかった人に、ある日突然ACSが起こる**ということである。一方、被膜が厚いプラークは破裂しにくいためACSを起こすことは稀であり、冠動脈狭窄の程度に応じた胸痛発作を起こす。一定の労作によって症状が起こり、ニトロの投与や休息によって数分（通常は5分以内）で症状が消失する。これが安定狭心症である。

典型的なACSは突然の胸痛（**痛みというよりも「押しつぶされる」ような圧迫感**）で発症し、しばしば**冷汗や嘔吐といった自律神経症状**や、肩や腕（左、右、両側のいずれの場合もあり得る）、頸、顎、歯、背中、上腹部に放散痛を伴う。**しばしば胸部症状よりも放散痛が目立つことがあり、その場合は誤診されやすい。**頸の放散痛は「のどが痛い」と表現されることがあり、感冒などと誤診されうる。顎や肩の放散痛は「歯が痛い」、「肩がこる」と表現され、歯科や整形外科を受診して診療中に急変することもある。高齢者や糖尿病患者の「アゴから下・ヘソから上」の急性疼痛に対しては、ACSを忘れてはいけない。

高齢者、女性、糖尿病患者は、非典型的な症状を呈しやすい。とくに高齢者では胸部症状を伴う頻度が低く、急性の息切れ、めまい、嘔気、倦怠感を訴えて来院するとも少なくない。**いつもは元気な高齢者が、とくに理由もなく急に「疲れ」や「脱力感」を訴える場合は、ACSを考慮する必要がある。**

ACSは高齢者に多いが、最近は30～40歳代の患者も決して稀ではない。重症のACS（約30％）は発症直後に心室細動や心破裂を起こして突然死する。太い冠動脈が完全閉塞すれば分単位で心筋壊死が進行し、急性心不全に至る。

> **落とし穴**
>
> 胸部症状が目立たず、顎、頸、肩、腕の放散痛を主訴として発症したACSは、"虫歯"、"風邪（咽頭痛）"、"五十肩"などと誤診されやすい。

5.2 くも膜下出血（Subarachnoid Hemorrhage: SAH）

表 V-2　くも膜下出血の典型的 OPQRST とリスク因子

典型的な主訴	頭痛
OPQRST 情報	
O & T （発症と経過）	突然発症して持続する。
P （寛解・増悪因子）	とくになし。
Q & R （症状の部位、性状、程度）	頭部〜後頚部の痛み。 これまで経験したことのないような痛み、人生で最悪の痛み。
S（随伴症状）	嘔気、嘔吐、意識障害、けいれん　など。
リスク因子	喫煙、高血圧、SAH の家族歴　など。

　SAH の原因としてもっとも多いのが脳動脈瘤の破裂である（8〜9 割）。狭いくも膜下スペースに動脈性出血が起こるため、脳圧が急激に高まって重い意識障害が起こる。ときに、血管破綻による過剰な交感神経刺激によって心室細動が誘発され、突然死に至るケースもある。

　SAH 患者の約 75% は雷鳴頭痛（突然発症し、その途端に痛みがピークに達する強い頭痛）として発症する。一方で、SAH は雷鳴頭痛の約 10% 程度にすぎず、SAH と区別がつかない「良性」の雷鳴頭痛も少なくない。しかし、SAH の死亡率が高い（約 30%）ことを考えれば、雷鳴頭痛は専門医によって対応されるべき危険な頭痛とみなされる（表 III-9）。

　SAH は「突然バットで殴られたような激しい頭痛」というイメージが定着しているが、比較的軽い痛みで発症したり、発症後にいったん頭痛が軽減することもある。**一部の患者（約 20%）では、本格的な動脈瘤破裂の前に小出血が起こり、そのために警告頭痛という軽い頭痛を呈することがある**。一過性の急激な脳圧亢進により、嘔吐、下肢の脱力、失神（短時間の意識消失）を呈することもある。警告頭痛が見逃されると、その後に致命的な動脈瘤の破裂が起こる。警告頭痛から破裂までの期間は 2 時間〜4 週間（2〜7 日間が最多）とされている。警告頭痛の痛みは軽いことが多いが、その発症は突発的であり、かつ持続する。「初めての体験／いつもと違う」と訴えることが多い。

落とし穴

脳動脈瘤の小出血による頭痛は軽いため見逃されやすく、数日後に本格的に破裂する。

5.3 細菌性（化膿性）髄膜炎

表V-3　細菌性髄膜炎の典型的 OPQRST とリスク因子

典型的な主訴	頭痛
OPQRST 情報	
O & T（発症と経過）	急性に発症して増悪する（数時間～数日）。
P（寛解・増悪因子）	頭痛は頭部の動きや振動で増悪する。
Q & R（症状の部位、性状、程度）	頭部～後頚部の痛み。これまで経験したことのないような痛み。
S（随伴症状）	高熱、嘔気、嘔吐、意識障害　など。
リスク因子	アルコール依存、免疫低下状態（糖尿病など）、肝硬変、慢性腎不全　など。

　インフルエンザ菌、髄膜炎菌、肺炎球菌などの感染によるくも膜下腔の炎症を細菌性髄膜炎という。多くの場合、菌は鼻や咽頭粘膜で感染・増殖し、そこから血管内に侵入してくも膜下腔に流れ着く。しばしば髄膜炎発症の1～3週間前に急性ウイルス性上気道炎が認められるが、これが鼻・咽頭粘膜における二次的な細菌の定着を助長している可能性がある。また、副鼻腔炎など頭部の感染巣から直接くも膜下腔に侵入する場合もある。

　古典的には発熱、項部硬直（後頚部がこわばり、屈曲できなくなる）、意識障害を「髄膜炎の三徴」というが、すべてがそろう例は全体の半数にも満たない。頻度の高い症状は、高熱（39℃以上）、嘔吐、激しい頭痛、意識障害（興奮状態や傾眠状態）、羞明（光で誘発される不快感や眼の痛み）、音過敏などであり、これらが数時間～数日で急速に悪化することが多い。しばしば、「**歩くと痛みが頭に響く**」**と訴える**。治療されても死亡率は高く（10～30%）、抗菌薬投与が数時間遅れ

ると死亡率が上昇する。

　高齢者や免疫力の低下している患者では炎症反応が減弱しているため、頭痛や発熱は軽微で、より意識障害が目立ちやすい。高齢の髄膜炎患者に対して家族や介護者が抱く「何だか変だ」という違和感は、軽度の意識障害を捉えている（表III-3；JCS I-1）。

> **落とし穴**
> 高齢者では発熱も頭痛も軽度のことがあり、「風邪だろう」と軽視されやすい。

5.4 急性喉頭蓋炎

表V-4　急性喉頭蓋炎の典型的OPQRSTとリスク因子

典型的な主訴	咽頭痛
OPQRST情報	
O&T（発症と経過）	急性に発症して増悪する（1〜2日）。
P（寛解・増悪因子）	咽頭痛は嚥下によって増悪する。
Q&R（症状の部位、性状、程度）	咽頭〜前頸部の痛み。これまで経験したことのないような激しい痛み。
S（随伴症状）	高熱、流涎、嗄声　など。
リスク因子	とくになし。

　急性喉頭蓋炎とは喉頭蓋周辺（口からのぞいてもみえない）の急性炎症である。重症例では声帯上部の浮腫によって気道が閉塞され、突然窒息することがある。多くはインフルエンザ菌などによる細菌感染であるが、熱い食べ物や飲み物、異物、煙の吸入などの物理的刺激でも起こりうる。欧米では小児に多いが、日本では30〜40歳代の成人に多い。

　高熱（38〜39℃）、激しい咽頭痛、嚥下痛が典型的症状である。**とくに、ほとんどの例で「これまで経験したことのない」ような激しい咽頭痛が認められ（表III-9）、嚥下痛のため唾を飲み込むこともできなくなる（流涎）。**そのため、しばしば、患者はティッシュを手にもって唾液に吐き出している。声帯周囲の浮腫に

よって声が嗄れ、聞きとりづらい「こもったような声」になることもある。進行してくると、患者は前傾となって口を開け、顔や顎を前に突き出すような姿勢になる（気道を少しでも開通させようとする姿勢）。初期症状は感冒と区別できない。成人患者の半数以上は1〜2日で急速に症状が悪化し、時に発熱から半日程度で気道閉塞にいたる。窒息直前までは呼吸困難を訴えないこともある。本疾患を疑った場合は、患者が辛そうだからといって臥位にしてはいけない（窒息する）。

落とし穴

初期症状は感冒と区別できないが、見逃されると時間単位で悪化して窒息にいたる。

5.5 急性大動脈疾患（急性大動脈解離／大動脈瘤破裂）

表V-5　急性大動脈疾患の典型的OPQRSTとリスク因子

典型的な主訴	背部痛　腰痛
OPQRST情報	
O＆T（発症と経過）	突然発症して持続する。
P（寛解・増悪因子）	腰背部痛は安静にしても軽快しない。
Q＆R（症状の部位、性状、程度）	これまで経験したことのないような背部から腰部の激しい痛み。大動脈解離では背部から腰部に痛みが移動する。
S（随伴症状）	呼吸困難、胸痛　など。
リスク因子	高血圧、喫煙、Marfan症候群　など。

　大動脈壁に突然亀裂が発生し、そこへ血液が流入することによって動脈壁が引き裂かれた状態を急性大動脈解離という。70歳以上の高齢者に多いが、Marfan症候群の患者は若年でも発症しうる。Marfan症候群は結合組織異常を呈する遺伝性疾患であり、大動脈壁が脆くなる。日本でも2万人程度の患者がいるとの報告もあり、決して稀ではない。長身で長い手足、鳩胸または漏斗胸、脊柱の弯曲などの特徴的外観を呈する。

　急性大動脈解離の典型例は、腰背部の大動脈痛（急激に発症してピークに達す

る「裂けるような」痛み）で発症する。**解離は突然起こり、動脈血の流れの方向に進行するため、患者はしばしば「痛みが背中から腰の方向へ移動した」と訴える。解離がいったん停止すると、その間は痛みも軽快する（数時間〜数日）。ACS同様に腕や顎に放散痛を認めることもある。**裂けた動脈壁の一部が主要動脈の分枝を圧迫・閉塞すると、血流障害によって多彩な虚血症状が現れる（総頚動脈閉塞→脳梗塞、腎動脈閉塞→腎不全など）。上行大動脈に解離が起こった場合は心筋梗塞（右冠動脈閉塞）や心タンポナーデを起こし、急速にショック状態となり死に至る。

　動脈瘤は動脈のどの部分にも生じ得るが、腹部大動脈にもっとも多い（全体の約75％）。多くの場合、無症状で徐々に大きくなり、破裂あるいは破裂直前（切迫破裂）の状態となって腹痛、背部痛、腰痛が生じる。**特徴的なのは、安静にしても改善しない激しい痛みである。切迫破裂の状態ではバイタルサインは比較的安定し、一見軽症にみえることがある。**しかし、破裂した場合はたちまちショック状態となる（表III-1）。腹部動脈瘤破裂の死亡率は高く、治療されても約50％にも達する。

> **落とし穴**
>
> **急性大動脈解離の激しい腰背部痛はいったん治まることがあり、その場合は「大丈夫だろう」と軽視される。**

5.6 腹腔内出血

表V-6 腹腔内出血の典型的 OPQRST とリスク因子

典型的な主訴	腹痛
OPQRST 情報	
O & T（発症と経過）	突然～急性に発症（分～時間単位）して持続する。
P（寛解・増悪因子）	腹痛は振動や体動で増悪する。
Q & R（症状の部位、性状、程度）	これまで経験したことのないような腹部の痛み。
S（随伴症状）	気が遠くなるようなめまい、立ちくらみ、息切れなどのショック症状。 冷汗、嘔気・嘔吐などの自律神経症状。
リスク因子	原因疾患によって異なる。

　外傷によらず腹腔内に動脈性出血を起こすものには、子宮外妊娠破裂、肝細胞癌破裂、腹部大動脈瘤破裂などがある。**消化管出血は吐血・下血として容易に発見されるが、腹腔内出血は体外からは出血が認識できないまま急速にショック状態まで進行しうる。血液による腹膜刺激によって強い持続性の腹痛（後述する体性痛）を呈する。**突然の腹痛にショックの徴候を伴う場合は、腹腔内出血を疑わなければならない（表III-1、III-5、III-6）。

　子宮外妊娠（異所性妊娠）とは子宮内膜以外の部位における妊娠であり（全妊娠の 1% 程度）、そのほとんどは卵管妊娠である。胎嚢の発育過程で卵管が破裂した場合は大出血となる。**出血した血液が骨盤内に貯留し、直腸を刺激すると"渋り腹"（何度も排便したくなるが、排便量は少ない）がみられる。**患者本人が妊娠を自覚していないこともある。

　ほとんどの肝細胞癌はB型あるいはC型肝炎ウイルスのキャリアに発生する。肝臓の線維化が進行するほどリスクが高い（肝硬変）。肝細胞癌は動脈によって栄養されているため、破裂すると動脈性出血となる。肝臓の表面近くにできたものが破裂しやすい。**突然上腹部に痛みが起こり、急性の大量出血のため上腹部が膨隆する。**

　腹部大動脈瘤破裂は、腹腔内に出血すれば腹痛を、後腹膜に出血すれば腰痛を

呈しやすい。前者のほうが後者よりも重篤である（腹腔内は出血が広がりやすい）。腹腔内の破裂は即座にショック状態となるため死亡率が非常に高い。

> **落とし穴**
> 体外に出血しないので、気がつかれないうちに出血多量からショックにいたる。

5.7 腹膜炎

表 V-7　腹膜炎の典型的 OPQRST とリスク因子

典型的な主訴	腹痛
OPQRST 情報	
O＆T（発症と経過）	突然〜急性に発症（分〜時間単位）して持続する。
P（寛解・増悪因子）	腹痛は振動や体動で増悪する。
Q＆R（症状の部位、性状、程度）	いままで経験したことのないような腹部の痛み。
S（随伴症状）	冷汗、嘔気・嘔吐などの自律神経症状。
リスク因子	原因疾患によって異なる。

　消化管に強い炎症や虚血が起こると、消化管壁の深層まで損傷がおよぶ。その結果、刺激物質（炎症性の浸出液、腸管内の腸液や細菌など）が腹腔内に滲出、または流出して強い炎症が起こる。これが腹膜炎である。腹膜炎の原因として頻度が高いのは、胃十二指腸潰瘍、胆嚢炎、虫垂炎、腸閉塞などであるが、もっとも一般的なものは急性虫垂炎である。消化管穿孔による腹膜炎はもっとも重症である。穿孔性腹膜炎の死亡率は治療が遅れるにつれて時間単位で急上昇する。

　炎症が障害部位周囲にとどまっていれば全身への悪影響は小さいが（急性虫垂炎による限局性腹膜炎など）、炎症が腹腔内に広く拡散すると全身状態が急速に悪化して（表 III-5）、敗血性ショックにいたる（大腸穿孔による汎発性腹膜炎など）。汎発性腹膜炎では腹部全体に痛みが生じ、強い痛みと腹壁の過剰緊張のため臥位のまま動けなくなる。**一方で、初期の限局性腹膜炎では痛みが軽いことがあ**

り、急性胃腸炎と間違われることも稀ではない。だだし、腹膜炎の痛みは持続的で、かつ歩行や咳などの振動によって増悪するのが特徴であり、急性胃腸炎にみられる間欠的な痛みとは異なる。前者は体性痛であり、刺激物質によって腹膜の体性痛覚が持続的に興奮するために起こる。一方、後者は管腔臓器の内圧上昇によって痛みが起こる内臓痛であり、腸の蠕動に伴う周期的な内圧上昇のため、痛みの強さに「波」が生じる。

> **落とし穴**
>
> 初期の腹膜炎は腹痛が比較的軽く、「急性胃腸炎だろう」として軽視される。

5.8 敗血症

表V-8　敗血症の典型的OPQRSTとリスク因子

典型的な主訴	発熱
OPQRST情報	
O & T（発症と経過）	急性に発症して悪化する（時間〜日単位）。
P（寛解・増悪因子）	倦怠感は労作によって増悪する。
Q & R（症状の部位、性状、程度）	全身に漠然とした症状が出る。
S（随伴症状）	「全身」症状：発熱、高度の倦怠感、高度の食欲低下　など。 「部分」症状：原因疾患によって異なる。たとえば、肺炎が原因ならば咳、急性腎盂腎炎が原因ならば腰痛
リスク因子	免疫低下状態（糖尿病など）　など。

　何らかの細菌感染症による炎症が、身体の一部にとどまらず全身に波及したものを敗血症という（表III-4；感染症によるSIRS）。血中の炎症促進物質（サイトカイン）の上昇によって早期より発熱、倦怠感、食欲不振、悪心・嘔吐といった「全身的」な症状を起こす。進行すれば多臓器不全から敗血症性ショックに至る。敗血症を起こしやすい感染症には肺炎、急性化膿性胆管炎、急性腎盂腎炎などがある。前2者は高齢者に多く、後者は高齢者と若い女性に多い。**いずれも特徴的**

な「部分的」症状（咳、腹痛、腰背部痛、膀胱炎症状など）を欠く場合があり、その際は漠然とした「全身的」症状のみが目立つ。発熱や倦怠感のため「風邪」と間違われやすい。発熱に伴って急激に悪化する強い「全身的」な症状は、「全身状態の悪化」として認識すべきであり（表III-5）、これが敗血症を疑うきっかけとなる。治療が遅れると時間単位で死亡率が上昇する。

落とし穴

敗血症の症状は漠然としていることが少なくないため、「風邪だろう」や「疲れだろう」などと軽視される。

5.9 肺塞栓症（Pulmonary Embolism: PE）

表V-9　肺塞栓症の典型的OPQRSTとリスク因子

典型的な主訴	息切れ
OPQRST情報	
O & T（発症と経過）	突然発症して持続、あるいは反復しながら悪化する。
P（寛解・増悪因子）	息切れは労作によって増悪する。
Q & R（症状の部位、性状、程度）	いままで経験したことのないような胸部の痛み。
S（随伴症状）	胸痛、血痰、下腿浮腫　など。
リスク因子	長時間の不動状態、悪性腫瘍、経口避妊薬、肥満　など。

＊肺塞栓症は「典型例」はないといわれるほど多彩な病状を呈する。
　いずれの症状も主訴にも随伴症状にもなりうる。

　静脈内にできた血栓が剥離して肺動脈に流入し、これが物理的に閉塞されて起こるのがPEである。ほとんどの場合、下肢の深部静脈血栓症（Deep Vein Thrombosis: DVT）が原因である。DVT患者の約10%弱にPEが生じ、PE患者の約95%にDVTがみつかる。血栓形成の促進因子として血流の停滞、血管内皮細胞障害、血液凝固能の亢進などがあるが、もっとも重要な危険因子は血流の停滞である。具体的には、交通機関を利用した長時間の移動や、全身麻酔による

長時間の手術における不動状態が重要である。

小さな血栓は血栓溶解機能のため、細い肺動脈分枝に詰まっても無症状のうちに数日で自然に再開通する。しかし、血栓溶解機能を凌駕するほどの大きな血栓が、太い肺動脈に流入すれば重症 PE が発症する。このように、**肺動脈閉塞の程度（肺循環障害の程度）により、ほとんど無症状から、呼吸不全やショックによる突然死まで多様である**。重症 PE の症状には、急性に発症する咳（胸膜刺激症状）、息切れや胸痛、血痰、下腿浮腫（DVT による静脈閉塞）、失神などがある。**典型的には長時間の不動状態の後、体を動かしたとたんに突然発症する**。急性の息切れはもっとも頻度が高い症状であり（約 80%）、それに伴う頻呼吸と頻脈に注意が必要である。本疾患はもっとも診断がむずかしい疾患の１つであり、様々な検査を行っても一定程度の見逃しが起こりうる。

落とし穴

本疾患は医師の診察や様々な検査をもってしても診断がむずかしく、薬局で見分けることはほぼ不可能である。ただし、その症状は薬局では対応できないものばかりであり、万が一患者が来局しても「受診勧奨」の判断に迷うことはないと考えられる。

5.10 糖尿病性ケトアシドーシス（Diabetic Ketoacidosis:DKA）

表 V-10　糖尿病性ケトアシドーシスの典型的 OPQRST とリスク因子

典型的な主訴	倦怠感
OPQRST 情報	
O & T（発症と経過）	急性に発症して悪化する（数日単位）。
P（寛解・増悪因子）	倦怠感は労作によって増悪する。
Q & R（症状の部位、性状、程度）	全身に漠然とした症状が出る。
S（随伴症状）	食欲低下、口渇、多飲、多尿、腹痛、嘔気・嘔吐、口臭（甘い臭い）など。
リスク因子	1 型糖尿病患者　ペットボトル症候群　など。

5.10 糖尿病性ケトアシドーシス

　DKA と高血糖性高浸透圧状態（Hyperglycemic Hyperosmolar State: HHS）は、糖尿病患者に発症する致死的な急性合併症であり、インスリンの絶対的作用不足（インスリン治療の中断）あるいは相対的作用不足（身体的ストレスが誘発するインスリン抵抗性の増加）のために発症する。初期には、全身倦怠感、食欲不振、嘔気・嘔吐、腹痛、多尿、口渇などの症状が認められる。適切な治療がなされない場合は浸透圧利尿（多尿）から脱水に進行し、さらには意識障害が起こる。DKA は 1 型糖尿病（インスリン欠乏、若年者）に、HHS は 2 型糖尿病（インスリン抵抗性上昇、高齢者）に多いとされる。**通常は糖尿病と診断されている患者に発症するが、未診断の糖尿病患者から発症することもある**。DKA 発症の契機として、感冒、肺炎、尿路感染症などの急性感染症やペットボトル症候群（多量の清涼飲料水摂取による血糖上昇）などが重要である。2 型糖尿病患者であってもペットボトル症候群によって DKA を起こすことがある。

　HHS は脱水症状がメインであるのに対して、DKA はアシドーシス（酸性血症）がメインである。高度のインスリン欠乏のためにケトン体が産生され、これが血液を酸性にする。**アシドーシスを補正するため、二酸化炭素（酸性）の呼気排泄が促進され、呼吸は深くて速くなる（過換気）**。これは、循環器・呼吸器疾患の酸素欠乏でみられる浅くて速い呼吸とは異なる。**DKA 患者の呼気は「甘酸っぱい果物のような（ケトン体）」臭いがする**。治療されないと脱水とアシドーシスが進行し、意識障害が悪化する。DKA 患者のごく一部（1% 程度）に急性脳浮腫が起こる。おもに小児に認められるが、稀に若年成人にも起こることがあり、頭痛、意識レベルの低下、さらには呼吸停止に至る。DKA の死亡率は約 10% である。

　HHS とは異なり、DKA では消化器症状が多い点に注意が必要である。**半数以上に嘔気・嘔吐を認め、半数弱に腹痛を認める。腹痛はアシドーシスに関連すると考えられている。未発見の若年 1 型糖尿病患者が DKA を発症すれば、「"元気"な若年者における急性の倦怠感、嘔吐、腹痛」として急性胃腸炎と誤診されやすい**。

落とし穴

未診断の糖尿病をもつ若年者が嘔気、嘔吐、腹痛で DKA を発症した場合は、急性胃腸炎として見逃される可能性が非常に高い。

COLUMN 6

「気分が悪い…」には要注意

　それまで普通にしていた患者が、特別なきっかけもなく急に「何だか気分が悪い」と言い出したら、非常に危険である。生命を脅かすような事態（急性心筋梗塞、くも膜下出血など）が突然起こったことを疑わせる。当り前であるが、生命の危険を何度も経験した患者は少ない。生命の危機は多くの患者にとっては初めての体験であり、そのときの「何ともいえない不快感、あるいは不安感」を「気分が悪い」としか表現できないのであろう。

　生命活動の本質は内部環境の安定性、すなわちホメオスタシスである。ホメオスタシスに関する情報は、全身から身体信号パルスとして、主に自律神経や免疫細胞を介して継続的に脳に入力されている。高名な脳神経科学者であるアントニオ・ダマシオは、この安定した継続的パルスを無意識的に感知していることによって、「私は唯一不変の私自身である」という感覚（自己感）が発生するとの仮説を提唱している。もしそうであれば、生命の危機はホメオスタシスを激しく揺さぶり、これが「自己感」を動揺させ、明確に説明できないような不快感が生じ、「気分が悪い」といわしめるのかもしれない。

　患者が急に不安げな様子で「気分が悪い」と訴えるときは、その表情や物腰が異様な「全体像」として我々に迫ってきて、我々の不安感をも増長させる。「気分が悪い」は絶対に軽視してはいけない。

参考文献
1. 佐仲雅樹 他：「重症感」の症候学的考―直感を共通言語化する―．日本プライマリ・ケア連合学会誌，2012; 35: 299-305．
2. 岩崎利恵：「気持ちが悪い」という訴え．Nursing Today, 2008; 23: 72-84．
3. アントニオ・R・ダマシオ（田中三彦訳）："デカルトの誤り　情動、理性、人間の脳（ちくま学芸文庫）"，筑摩書房（2010）．

VI 症例による薬局トリアージのシミュレーション

　以下に5つの症例を提示する。いずれの症例も、東邦大学医療センター大森病院の総合診療科外来を受診した実症例の一部を変更して、薬局用のシナリオとして作成したものである。それぞれにおいて患者と薬剤師の問答、薬剤師の思考内容、患者への病状説明（safety netting 含む）を提示した。シナリオにおける（　）内のアルファベットは OPQRST 項目に相当する。

　問診の仕方には、患者に自由に話してもらうオープンクエスチョンと、薬剤師が主導して的を絞った質問を繰り返すクローズドクエスチョンがある。いずれであっても必要な情報を収集できれば問題ないが、通常はクローズドクエスチョンのほうが効率的である。以下のシナリオはクローズドクエスチョンで展開する。

シミュレーション症例 1　「咳が止まらない」といって午後に来局した　25歳　女性

❶ トリアージのシナリオ

患　者：すいません。咳止めが欲しいんですが。カゼを引いて咳と痰がなかなか止まらなくて。

薬剤師：咳が出ますか。それでは、まず症状についていくつか確認させて下さい。

> **薬剤師の思考：おおまかな「読み」**
> 一見元気そうな患者の「長引く咳」のようだ。どれくらい長引いているのだろうか？　まだ急性期（O）で、上気道炎の可能性が高いなら薬局で対応できるだろう（表 I-2）。痰が血痰ならば薬局では対応できないので（表 I-3）、念のためまず確認しておこう。

薬剤師：痰には血は混じっていないですよね？

患　者：ええ。そんなことはないです。すこし黄色い程度です。

> **薬剤師の思考**
> 血痰ではない。痰は「黄色」とのことだが、細菌感染症のサインだろうか。ただ、このことはトリアージ判断に大きな影響はない。とにかく

第VI章　症例による薬局トリアージのシミュレーション

OPQRSTを意識しながら問診して情報を集めよう。同時に、全身状態に関連する身体徴候（表I-4）を観察しよう。

薬剤師：咳と痰はいつごろから始まりましたか？
患　者：そうですね、2～3週間前ですね。
薬剤師：ほかに症状はありますか？
患　者：最初はノドがイガイガして、37℃前半の微熱がありました。そのときは少し身体もだるかったです。いまは咳と痰だけです。
薬剤師：それぞれの症状は悪くなってきてますか？　よくなってきてますか？　それともあまり変わりませんか？
患　者：最初の3日程度で熱は下がって、だるさとかノドの違和感は1週間程度でよくなったんですが、咳と痰だけ残っています。最初に比べれば多少はよくなっているような気がしますが…。

薬剤師の思考
歩いて来局し、立ったままの姿勢が維持できている。一見したところ全身状態は問題なさそうだ（表III-6）。くわしくチェックしよう。言葉が途切れることはないので呼吸は問題なし。顔色はよく、額に冷汗もみられないので循環も大丈夫。言動やコミュニケーションに違和感はなく（適切なアイコンタクト、迅速な応答など）、会話内容も理路整然としているので、意識も正常。身体徴候からみた全身状態は良好である（表I-4）。少し「鼻声」で、会話の合間には口を開けて、口で息をしている。鼻の症状もあるようだ。
発症は「2～3週間前」と曖昧な表現だが、いずれにしろ2週間を越えているのは間違いないだろう。つまり発症（O）と経過（T）からみると亜急性である。症状はカゼっぽい「上気道症状」（RとS）だが（表I-2）、2週間以上経過しているので典型的な急性上気道炎ではない（表I-8）。基本方針は受診勧奨である。受診までOTC薬で対応できる程度かどうか、症状の程度を確認しておこう（Q）。

薬剤師：咳はどれくらい辛いですか？　たとえば、仕事に差し障りがあるとか、夜眠れないくらいだとか？
患　者：それはありませんが、朝方に咳が多いので、一日の始まりがなんとなく

嫌な感じです。

> **薬剤師の思考**
> 症状は軽く、受診までは OTC 薬で対応できそうだ。一通り OPQRST を聴取したので（P は必須ではない）、必要なことを追加質問しよう。まず、全身状態に関連する自覚症状を聞こう。

薬剤師：いまは体を動かすと息が切れたりしないですか？　階段を登るときとか？
患　者：それはないです。
薬剤師：いまは食欲とかだるさとかはどうですか？
患　者：食欲はふつうです。とくにだるいということもないです。

> **薬剤師の思考**
> 労作時の息切れはなく、食欲低下や倦怠感もないので、自覚症状の点でも全身状態は良好である（表 I-4）。「できるだけ早く受診」すべきかどうか（レベル 2）を判断するため、亜急性重症疾患のレッドフラッグサインを確認しよう（表 I-7）。先ほど聞いた経過（T）では、全体として経過は「軽快傾向あり」としてよいだろう。この点では、亜急性重症疾患のレッドフラッグサインに相当しない。発熱はないようなので、体重減少と寝汗について聞いておこう。

薬剤師：症状が出てからこの 2 週間ほどではっきりと体重が減ったとか、毎日寝汗をかきやすいといったことはないですか？
患　者：ないですね。

> **薬剤師の思考**
> 体重減少と寝汗もない。レッドフラッグサインはすべて陰性である（表 I-7）。患者背景を確認しよう（表 I-5）。

薬剤師：いままでにカゼや胃腸炎以外の大きな病気はしたことがありますか？　それと、いま、何かの病気で病院に通ってますか？　定期的にお薬をもらっているとか？
患　者：とくにないです。病院にも通っていません。
薬剤師：ありがとうございました。お話をお聞きしたところでは…

第VI章 症例による薬局トリアージのシミュレーション

> **薬剤師の思考：トリアージ**
> 全身状態は良好で、患者背景も問題なし。しかし、「亜急性」で自然治癒傾向が弱いと考えられるので受診勧奨しよう。亜急性重症疾患のレッドフラッグサインはすべて陰性なので、トリアージフローでは「都合がつきしだい受診が望ましい（レベル3）」である。しかし、「黄色い痰」は細菌感染の可能性もあるので、レベルをひとつ上げて「できるだけ早く受診（レベル2）」としよう。受診までは短期的にOTC薬で対応してもいいだろう。痰を伴う咳なので、去痰成分を有するものを選択しよう。本人は訴えていないが、鼻症状があるようなので、「黄色い痰」は細菌感染した後鼻漏かもしれない。痰はどんどん出してもらったほうがよさそうだ。分泌抑制効果のある抗ヒスタミン成分を含まないものがいい。

❷ 薬剤師による病状の説明の例

「お話をお聞きしたところでは、カゼに似た症状のようですが、ふつうのカゼにしては長引いていますね。ふつうのカゼはだいたい1週間くらいで治ります。長くても2週間といったところです。カゼに似た症状が長引く場合は、そもそも最初からカゼではなかったか、カゼをこじらせた可能性があります。たとえば、カゼをこじらせると細菌が感染しやすくなって、特別な治療が必要になることもあるそうですからね。体調は悪くなさそうですので、とりあえず薬局の薬で対応してもいいと思いますが、できるだけ早めに、そうですね…、1週間以内には病院に行って診てもらったほうがいいのではないでしょうか。」

- ☑ 原則として「診断」をしてはいけないので、具体的な疾患名を断定的に告げることは避ける。
- ☑ もし具体名をあげる場合は「たとえば○○のような…」、あるいは「いわゆる××みたいな状態…」のようないい方をする。

❸ シナリオの元となった実症例の診断と転帰

急性上気道炎として発症したが、咳と痰だけが改善しない例である。細菌性副鼻腔炎が続発したものと診断された。抗菌薬の投与にて治癒した。

❹ シナリオに対する追加コメント

- ● フローチャートの最大の弱点は、フローの「分かれ目」が必ずしも明確では

ないケースである（図I-1）。上流フローの分岐を間違えば、下位の最終判断が大きく狂うことがある。もし患者が「2週間くらい前から」といった場合は、上流フローで明確に「急性（＜2週間）」と「亜急性（2〜4週間）」を分けられない。このような場合は、トリアージの「安全第一」の原則にしたがって、よりリスクの高い（＝生命にかかわる事態が起こりやすい）状況を想定し、「急性」として扱う。本例では、2週間以上経っていることは間違いなさそうなので、「亜急性」と判断できる。

● 「黄色い痰（膿性）」は診断には有用な情報であるが、トリアージ判断を大きく左右するものではない。問診で痰の色を聴取するかどうか、またこの情報をどの程度トリアージ判断に反映させるかは個々の薬剤師の経験と技能による。トリアージフローにしたがえばレベル3であるが、このレベル3はもっともファジーなレベルであり、薬剤師の裁量や患者の事情に応じてレベル2やレベル4に変更してもよい。

シミュレーション症例2 「お腹の調子が悪い」といって土曜日の夕方来局した 74歳 男性

❶ トリアージのシナリオ

患　者：すいません。お腹の調子が悪いんですが。
薬剤師：お腹ですか。では、まず症状についていくつか確認させて下さい。症状はどういうふうに始まりましたか？
患　者：昨日からお腹が痛くなって水っぽい下痢がありました。

> **薬剤師の思考：おおまかな「読み」**
> 主訴は下痢を含む急性（O）の「腹部症状」（表I-2）である。一見したところ具合が悪そうではなく（表III-6）、「急性ウイルス性胃腸炎」の可能性が高そうだ（表I-9）。もし血便や血性下痢であれば薬局で対応できないので（表I-3）、それを確認してから随伴症状（S）を聞き出そう。高齢者なので「患者背景」には気をつけよう。

薬剤師：便に血は混じっていないですよね。
患　者：はい。
薬剤師：ほかに症状はありますか？

第 **VI** 章　症例による薬局トリアージのシミュレーション

患　者：昨日の夕方に吐き気がしてヘソの周囲が少し痛くなりました。そのあと、夜に少し寒気がしたので熱を計ったら37.1℃でした。夜中に眼が覚めてトイレに行ったら下痢でした。朝まで3回下痢しました。

薬剤師：昨日からいまにかけて、症状は悪くなってきてますか？　よくなってきてますか？　それともあまり変わりませんか？

患　者：まだ昨日からの症状なので、何ともいえませんが…。今朝は寒気もなくて、今朝熱を測ったら36.9℃でした。そういえば、この2時間くらいは下痢はないです。いまもお腹は少し違和感がありますが、吐き気はありません。

> **薬剤師の思考**
> 患者はぐったりした様子もなく、会話に対する反応も迅速である。意思疎通も問題なし。身体徴候の面では全身状態は良好である（表I-4）。経過（T）が短いので今後の予測はむずかしいが、どんどん悪化しているようではない。急性胃腸炎の可能性が高くなってきた。セルフメディケーション（レベル4）を選択した場合、症状がOTC薬で対応できる程度かどうか確認しておこう（Q）。

薬剤師：下痢や腹痛はどれくらい辛いですか？　日常生活に影響しますか？

患　者：そこまでひどくないです。少しだるいので近所の集会は休んだのですが、家ではふつうにしています。

> **薬剤師の思考**
> 症状は軽そうだ。一通りOPQRSTを聴取したので追加質問をしよう。全身状態に関連する自覚症状を聞き出そう。今回は急性ウイルス性胃腸炎の疑いが高いので、嘔気・嘔吐（表I-6）はレッドフラッグサインとはみなされないし、食欲低下があっても全身状態の指標にはならない（表I-4）。これらにはこだわらなくてよいだろう。倦怠感のみ確認しよう。

薬剤師：体はだるいですか？

患　者：少しだけだるいですね。でも、さっきもいったように、家ではわりとふつうにしてます。

> **薬剤師の思考**
> 自覚症状の面でも全身状態は良好である（表I-4）。急性症状なので急性

重症疾患のレッドフラッグサインを除外しなければならないが、高熱はなく胸部症状もないので、ポイントは腹痛になる（表I-6）。腹痛は突発性かどうか、いままでに経験したことがない痛みかどうか（Q）、振動による腹痛の増悪しないか（P）を確認しよう。急性ウイルス性胃腸炎の可能性が高いので冷汗や嘔吐は参考にならない。

薬剤師：お腹の痛みは突然起こったんですか？　たとえば、「ぎっくり腰」になったときの腰痛のような？
患　者：そんなに急じゃないです。何となく気が付いたらという感じです。
薬剤師：いままでもお腹を壊したことはあると思いますが、お腹の痛みはそのときと同じような痛みですか？
患　者：そうですね。似てますね。
薬剤師：歩いているときに、お腹に「響く」ような痛みはないですか？
患　者：ないです。

> **薬剤師の思考**
> 腹痛は「経験したことのある」痛みであり、突発でもなく、振動で増悪しない。急性重症疾患のレッドフラッグサインはすべて陰性である（表I-6）。急性ウイルス性胃腸炎かどうかがトリアージ判断の分かれ目だ。もっとも重要な「下痢が水様性かどうか」を再度確認しよう（表I-9）。そして水分補給が可能かどうかも聞いておこう。水分がとれないようなら脱水になるかもしれない。

薬剤師：すいません、あといくつか質問させて下さい。下痢は水みたいな下痢ですよね？
患　者：はい。水みたいでした。「シャー」っという感じで出ます。
薬剤師：水分はとってますか？
患　者：食欲あまりありませんが、朝は具のない味噌汁を飲みました。お白湯も飲んでます。
薬剤師：いままでにカゼや胃腸炎以外の大きな病気はしたことがありますか？　それと、いま、何かの病気で病院に通ってますか？　定期的にお薬をもらっているとか？
患　者：××病院で高血圧とコレステロールの薬を3種類もらってます。

薬剤師：そうですか。お薬手帳か何かもってらっしゃいますか？　もしあれば薬の飲み合わせの問題がありますので、ちょっと拝見させて下さい。

患　者：家においてあるんですが、もってきてないです。

薬剤師：そうですか。わかりました。お話をお聞きしたところ…

> **薬剤師の思考：トリアージ**
> 全身状態は良好で患者背景も問題なく、急性重症疾患のレッドフラッグサインはすべて陰性で、症状も軽度である。急性ウイルス性胃腸炎の可能性が高い（表I-9）。元気な若年者なら「症状が改善すれば受診不要（レベル4）」で全く問題ない（図I-1）。しかし、この患者は高齢であり、また定期的な通院歴がある。病院の処方薬の詳細も不明なので「安全第一」で主治医に相談するように勧めたいところだが、土曜の夕方でありむずかしい。救急外来を受診するような状態でもない。悩ましいところだが、判断はレベル4のままでいいだろう。十分に病状説明（safety netting）したうえで週末は経過観察してもらい、症状が改善しない場合は、週明け早々に主治医に相談してもらおう。もし、OTC薬の販売を強く希望するようであれば、週末の短期間のみOTC薬で様子をみてもらおう。病院の処方薬の詳細がわからないので、OTC薬は多少効果が劣っても安全なものを選択しよう。心血管リスクのある高齢者なので、抗コリン作用を含むものは避けるべきだろう。重大な相互作用を避けるためには、吸収されないものがいいだろう。抗コリン作用がなく整腸成分を含むものを選択しよう。

❷ 薬剤師による病状の説明の例

「お話をお聞きしたところ、現時点では重い病気の可能性は低いと思います。いわゆるお腹のカゼみたいな状態ですね。しかし、カゼに似た症状で起こる重い病気もありますから、油断してはいけません。この週末の1～2日は、慎重に体調に気を配って下さい。今後、だるさ、吐き気、お腹の痛みが急速に悪くなるようなら、すぐに病院に行ったほうがいいでしょうね。病院でいくつか薬をもらってらっしゃるので、薬局の薬を使った場合、飲み合わせなどの問題があります。薬局の薬を使っていいかどうか、できれば受け持ちの先生に連絡して相談したほうがいいのですが、土曜のこの時間なのでもう無理ですね。もし、お薬をお使いになりたいとのことでしたら、多少効果は弱めですが、薬の飲み合わせや持病に影

響の少ないものをお選びしましょう。ふつうのお腹のカゼであれば、2～3日で山を越えて1週間程度で治ります。来週の月曜になってもよくなる兆しがみえない場合は、すぐに病院で診てもらったほうがいいですよ。」

> ☑ 病状説明に加えて、体調管理のアドバイス（十分な水分摂取、軟らかい食事など）も行うとよい。

❸ シナリオの元となった実症例の診断と転帰

水様性下痢と軽い全身症状から、典型的な急性胃腸炎と診断された。水分摂取の指導と、整腸薬による対症療法で治癒した。

❹ シナリオに対する追加コメント

◉ 全身状態が良好で、重症化しやすい患者背景もなく、また現時点では飲水も可能であり、セルフメディケーションのよい適応である。しかし、患者は高齢であり内服薬の詳細が不明な点が、OTC薬使用に際して問題となる。この例では自然治癒が期待できることや、医療倫理の大原則である「Above all, do no harm.（何よりもまず害をなすことなかれ：ヒポクラテスの誓い）」からも、OTC薬を積極的に推奨すべきケースではない。しかし、OTC薬を使って多少でも症状を改善したいという希望が強い場合は、効果は劣っても安全性の高いOTC薬を選ぶ。「安全」な選択の一般的な基準は以下である。①できるだけ配合成分の少ないものを、もっとも困っている症状に的を絞って選択する。②可能なら局所剤（点鼻薬、トローチなど）や、吸収されにくいもの（整腸剤など）を選ぶ。③自律神経（交感神経、副交感神経いずれも）に作用するものや、中枢神経系の鎮静作用を有するものは使用しない。とくに③は重要で、高齢者は自律神経系の変化によって心血管系や排尿・排便機能における副作用が出やすく、また、鎮静作用は夜間の転倒の原因となる。

シミュレーション症例3　「下痢止めを下さい」といって夕方来局した66歳　男性

❶ トリアージのシナリオ

患　者：…すいません…下痢止めがほしいんですが…。
薬剤師：下痢ですか。いつ頃からですか？

患　者：…昨日の昼くらいから…下腹が痛くなって、それから下痢が始まりました。今朝まで…何回も下痢です…。

> **薬剤師の思考：おおまかな「読み」**
> カウンターのテーブルに両肘をついて、前かがみになって「ぐったり」している（表III-6）。少し返答にも時間がかかり、質問に対する反応がいまひとつ鈍い。言葉が途切れるわけではないが、発語が少しスローな印象である。身体徴候の点で明らかに全身状態が悪いので（表I-4）、「いますぐ受診（レベル1）」のケースである。患者さんに納得してもらうために病状説明をしなければならない。必要な情報を素早く聴取しよう。一通りOPQRSTを確認したら、あまり質問に時間をかけずに、すぐに病院を受診するように促そう。

薬剤師：ほかに症状はありますか？
患　者：…少し吐き気がします。昨日2〜3回吐きました…。
薬剤師：昨日からいまにかけて、具合は悪くなってきてますか？　よくなってきてますか？　それともあまり変わりませんか？
患　者：…よくはなってないですね。…だるいのはひどくなってます。
薬剤師：症状はどれくらい辛いですか？　日常生活に影響しますか？
患　者：トイレに行くのもかなりだるいです。…トイレに行く以外は、今日は朝からずっと横になってました…。
薬剤師：そうですか。下痢は水みたいな下痢ですか？
患　者：水みたいです…。

> **薬剤師の思考**
> 急性に発症し、かつ全体として症状は悪化傾向である（OとT）。水様性下痢に加えて、腹痛と嘔吐（S）という点では急性ウイルス性胃腸炎の可能性が高いが、日常生活に支障が出るほど倦怠感が強い（Q）。自覚症状の面でも全身状態が悪いといえる（表I-4）。水分補給はできているかどうか質問しよう。水分補給が不十分なら脱水の可能性がある。

薬剤師：水分はとってますか？
患　者：…水を飲むと下痢がひどくなるんで…あまり水は飲んでません…。
薬剤師：いま、何かの病気で病院に通ってますか？　定期的にお薬をもらってい

るとか？
患　者：○○病院で…高血圧の薬を２種類もらってます…。
薬剤師：ありがとうございました。お話をお聞きしたところでは…

> **薬剤師の思考：トリアージ**
> 明らかに全身状態が悪い。原因疾患の軽重に関係なく、「すぐに受診（レベル1）」と判断しよう。

❷ 薬剤師による病状説明の例

「お話をお聞きしたところでは、いわゆるお腹のカゼに似た症状ですが、それにしてはかなり具合が悪そうですね。薬局の薬で対応するのではなく、やはり病院で診てもらったほうがいいですよ。お腹のカゼに似た症状で起こる重い病気もありますし、お腹のカゼでも、下痢がひどければ脱水状態になって大変な場合もあるそうですよ。これからすぐに病院を受診して下さい。もう夕方ではありますが、いまからかかりつけの病院に連絡して診てもらったほうがいいと思います。」

☑「すぐに受診（トリアージレベル1）」を勧める場合は、受診の仕方も説明したほうが親切である。周辺地域の医療体制、とくに夜間・休日の体制を前もって調べておくとよい。都市部では、総合病院のホームページを検索すれば、夜間・休日の受診の仕方などが掲載されている。また地方では、近隣の医師が交代で担当する「急患センター」がある（たとえば、△△市急患診療センターなど）。患者が「今日は病院に行きたくない」などと受診を拒否した場合は、せめて医療施設に電話で相談するように勧める。多くの夜間医療施設では、電話による問診で、すぐに受診すべきか、少し様子をみてもよいかを判断してくれる。

❸ シナリオの元となった実症例の診断と転帰

　高度な脱水を伴う急性胃腸炎と診断された。収縮期血圧の低下（もともと130 mmHg 程度が、受診時 94 mmHg）と頻脈（104 回／分）が認められ、脱水により全身状態は「悪い」段階を越えて「不安定」な状態であった。血液検査で血清クレアチニン値の上昇（4 mg/dL）が確認され、脱水による急性腎不全の状態にあった。入院したうえで十分な補液を行い脱水は改善し、下痢は自然治癒した。

第VI章　症例による薬局トリアージのシミュレーション

❹ シナリオに対する追加コメント
◉　一見した全体のイメージと、問診中の応答の鈍さ（軽度の意識障害）から、全身状態が悪いと判断できる。この時点で「すぐ受診」と判断されるため、以降、時間をかけて詳細な問診をする必要はない（時間をかけないほうがよい）。
◉　原因は軽症疾患である急性ウイルス性胃腸炎と考えられた。しかし、「下痢のときには水を飲まないほうがよい」という誤解（この誤解は決して稀でない！）によって自身で飲水を制限したため脱水状態に至り、全身状態を悪化させてしまったようだ。

シミュレーション症例4　「頭が痛い」といって開店そうそう来局した 48歳　女性

❶ トリアージのシナリオ
患　者：すいません。急に頭が痛くなったんですけど…。
薬剤師：頭が痛いんですね。では、まず症状についていくつか確認させて下さい。いつ頃からですか？
患　者：昨日の昼からです。

> **薬剤師の思考：おおまかな「読み」**
> 一見全身状態は良好であるが、頭痛のためか顔をしかめている。急性のようだが、慢性反復性頭痛の発作（「頭痛持ち」の「いつもの」頭痛）かもしれない。もしそうであれば対応が異なるので、最初に確認しておこう。急性頭痛であれば、急性重症疾患のレッドフラッグサイン（表I-6）と急性上気道炎の可能性（表I-2、表I-8）を念頭においてOPQRSTを一通り聴取しよう。

薬剤師：ときどき今回のような頭痛は起きますか？　もしそうなら今回もその痛みですか？
患　者：いや、いつもは頭痛はしません。
薬剤師：ほかに症状はありますか？
患　者：昨日は少し吐き気があったんですが、いまはありません。ほかには症状はないです。

> **薬剤師の思考**
> 上気道症状がなく（S）、急性上気道炎の可能性は低い。受診勧奨になるかもしれない。吐き気はレッドフラッグサインとして気になる（表I-6）。

薬剤師：昨日からいまにかけて、頭痛は悪くなってきてますか？　よくなってきてますか？　それともあまり変わりませんか？
患　者：最初より少しだけよくなってますが、ずっと続いています。
薬剤師：症状はどれくらいつらいですか？　日常生活に差し障りがありますか？
患　者：そこまでひどくないですけど、どういったらいいか、初めて体験するような感じの痛みです。

> **薬剤師の思考**
> 急性かつ持続性の頭痛である（OとT）。急性重症疾患のレッドフラッグサインを確認しなければならないが、すでに「初めて体験する頭痛」という点でレッドフラッグサイン陽性である（表I-6）。追加情報として突発性かどうか（O）が問題だ。

薬剤師：少しくわしく聞かせて下さい。急に頭痛が出たようですが、突然起こったんですか？
患　者：突然っていうと、どんな…。
薬剤師：では、聞きかたを変えましょう。頭が痛くなったときに何をしていたか覚えてますか？
患　者：トイレに入ってました。トイレで息んだときに、急に頭が痛くなりました。排便した後に吐き気がして、1回吐きました。
薬剤師：いちばん頭が痛かったのはいつですか？
患　者：頭痛が起こったすぐ後です。それから少しよくなってますが、まだ残ってます。
薬剤師：いちばん痛い時が10とすれば、いまはどれくらいですか？
患　者：そうですね。6〜7くらいです。

> **薬剤師の思考**
> 発症時の状況をよく覚えており、「突発性」の頭痛だと考えられる。多少症状が軽快しているが、持続しているので安心できない（図IV-1）。

第VI章 症例による薬局トリアージのシミュレーション

薬剤師：いま、何かの病気で病院に通ってますか？何か薬をもらってますか？
患　者：近くのクリニックで高血圧の薬をもらってます。
薬剤師：お話をお聞きしたところ…

> **薬剤師の思考：トリアージ**
> 突然発症後に持続し（OとT）、かついままでに経験したことのないような（Q）頭痛である。決して強い痛みではないが、くも膜下出血などの可能性を考慮して、「いますぐに受診（レベル1）」としよう。

❷ 薬剤師による病状の説明の例

「お話をお聞きしたところ、気になる点があります。どうも、今回の頭痛は突然起こったようです。突然起こる頭痛は、たとえば脳の血管の病気のような重い病気の可能性があります。このことは、医師の診断学の教科書にも書いてあります。少し痛みが軽くなっていても安心できません。「初めて体験する」ような症状なんて、やはり心配でしょう？　確かに、突然起こった頭痛がすべて重い病気とは限りませんが、大丈夫かどうかは医師の診察や検査などによって判断してもらわなければいけません。すぐに病院を受診したほうがいいですよ。」

- ☑ 急性重症疾患のレッドフラッグサイン（表I-6）にあげた項目は、いずれも多くの診断学の教科書に記載されている。その旨を患者に伝えると、より説得力がある。
- ☑ レッドフラッグサインをチェックする目的はアンダートリアージ（見逃し）を減らすことである。逆にいえば、オーバートリアージ（軽症を重症と判断ミス）は決して少なくない。後のクレーム回避のために、「…がすべて重い病気というわけではありませんが…」と説明しておくのが現実的かもしれない。

❸ シナリオの元となった実症例の診断と転帰

診察上はとくに異常を認めなかったが、やはり「突発性の頭痛」であるため、緊急CT検査が行われた。その結果、くも膜下出血と診断され、脳神経外科に即日入院となった。

❹ シナリオに対する追加コメント

- ◉ 「突然の頭痛」は、症状が多少軽快していても頭部CT検査の適応である。

「突然の頭痛」がすべてくも膜下出血というわけではないが、専門医の診察や精密検査なしに否定してはいけない。

◉ 「突然」を確認するためには、症状が出たときの状況を質問する。状況を明確に覚えていれば「突然」の可能性が高い。「突然」ではない「急性」の場合は、「今朝からなんとなく…」、「昨日からだんだんと…」、「今日の午後になって気がついてみたら…」などのように、症状の出現した状況を明確に覚えていない。

シミュレーション症例5　「胃が痛い」といって昼に来局した 35歳　男性

❶ トリアージのシナリオ

患　者：すいません。胃薬はどこにありますか？
薬剤師：胃の調子が悪いんですね？　それは前からちょくちょく起こるんですか？それとも、いつもは大丈夫なのに、急に起こったんですか？
患　者：前からちょくちょく胃が痛くなるんです。
薬剤師：どれくらい前からですか？
患　者：もう2～3年前からですね。

> **薬剤師の思考：おおまかな「読み」**
> 一見して全身状態は良好。慢性で繰り返す胃の症状なので（OとT）、OTC薬で対応できそうだ。忙しいのか急いでいる様子なので、あまりしつこく問診しないほうがよさそうだ。ただし、慢性重症疾患のレッドフラッグサイン（表I-7）の確認と、「いつもと同じ症状（Q）」であることは念押ししておこう。

薬剤師：ほかに症状がありますか？
患　者：胃が痛いだけです。
薬剤師：体重が減ってきたとか、寝汗をかきやすいとか、微熱があるとか、そんなことはないですよね？
患　者：ないです。
薬剤師：症状はいつもと同じくらいですか？　とくに、このところ悪くなっているというわけではないですか？
患　者：いつもこんなものです。

> **薬剤師の思考**
> レッドフラッグサイン陰性の慢性反復性の症状であり、いつもと同じ程度である。最近の症状の頻度（Q）を確認しよう。あまりに頻回ならOTC薬の不適切使用につながる。

薬剤師：このところつねに症状があるんですか？　たとえば、月のうちに半分以上は痛みがあるとか。
患　者：そこまでではないですね。仕事が忙しくなるころだけです。
薬剤師：いま、何かの病気で病院に通ってますか？　何か薬をもらってますか？
患　者：べつにないです。
薬剤師：そうですか。お話を伺ったところ…

> **薬剤師の思考：トリアージ**
> 慢性反復性の「いつもの胃の痛み」である（図IV-4）。「症状が改善すれば受診不要（レベル4）」としよう。患者がいつも使っているOTC薬があれば、それを販売すればいいだろう。

❷ 薬剤師から患者への説明

「お話を伺ったところ、いつもと同じ症状なんですね。では、いつものお薬で様子をみて下さい。ただし、これまでに比べて薬が効きにくくなったり、症状の頻度が増えるようであれば、病院に行ったほうがいいですよ。ずっと前からある症状なので、重い病気の可能性は低いと思いますが、もし一度も病院を受診したことがないのであれば、機会をみつけて検査を受けたほうがいいと思います。怖い病気が隠れている可能性はゼロではないですからね。」

- ✓ いくら「軽症」の可能性が高くても、過去に受診したことがなければ、一度は医師の診断を受けることを勧める。「慢性」は自然治癒がむずかしいことを意味している。

❸ シナリオの元となった実症例の診断と転帰

診察上異常がなく、後日の内視鏡検査でも異常を指摘されなかった。機能性ディスペプシア（器質的異常を認めない慢性上腹部症状）と診断された。胃酸分泌抑制薬の頓服で経過観察となった。

❹ シナリオに対する追加コメント

◉ 「慢性」でレッドフラッグ陰性の場合は、「持続性」と「反復性」の区別が重要となる。慢性反復性はセルフメディケーションのよい適応であるが、その大前提は「いつもと同じ症状」である。

主要参考図書
1. 伊藤龍子・矢作尚久:"小児救急トリアージテキスト",医歯薬出版（2010）.
2. 稲田眞治:"歩いて来院する重症患者のトリアージ",日総研出版（2010）.
3. 岩田充永:"内科救急　実況Live",中外医学社（2012）.
4. 大西弘高編:"The 臨床推論",南山堂（2012）.
5. 大曲貴夫:"感染症診療のロジック",南山堂（2010）.
6. 金城紀与史 他訳:"身体診察シークレット",メディカルサイエンスインターナショナル（2009）.
7. 川畑雅照編:"かぜ診療パーフェクト",羊土社（2011）.
8. 岸田直樹:"誰も教えてくれなかった風邪の診かた",医学書院（2012）.
9. 佐藤健太:"異変を訴える患者の急変前アセスメント",日総研出版（2012）.
10. 佐仲雅樹:"薬剤師のトリアージ実践ガイド",丸善出版（2012）.
11. 佐仲雅樹:"理論と直感で危険なサインを見抜く",カイ書林（2013）.
12. 柴田寿彦監訳:"マクギーの身体診断学　第2版",診断と治療社（2009）.
13. 高橋章子:"救急看護師・救急救命士のためのトリアージ",メディカ出版（2008）.
14. 徳田安春:"Dr. 徳田のバイタルサイン講座",日本医事新報社（2013）.
15. 日本臨床救急医学会監修:"緊急度支援システム JTAS 2012 ガイドブック",へるす出版（2012）.
16. 日本救急看護学会:"看護師のための院内トリアージテキスト",へるす出版（2012）.
17. 平尾明美編:"ナーストリアージ",中山書店（2012）.
18. 福島雅典監修:"メルクマニュアル 第18版 日本語版",日経BP社（2006）.
19. 日本整形外科学会:"腰痛診療ガイドライン2012",南江堂（2012）.
20. 前野哲博・松村真司編:"帰してはいけない外来患者",医学書院（2012）.
21. 間中信也:"ねころんで読める頭痛学",メディカ出版（2013）.
22. 山中克郎編:"外来を愉しむ 攻める問診",文光堂（2012）.
23. 山本舜悟他:"かぜ診療マニュアル：かぜとかぜにみえる重症疾患の見わけ方",日本医事新報社（2013）.

COLUMN 7

危険な「下痢」

　ほとんどの急性の水様性下痢は急性胃腸炎である。つまり、急性水様性下痢は、軽症疾患の代名詞といってもよい（表IV-5）。しかし、患者が訴える「下痢」が正確に「水様性」であるとは限らない。患者は単に軟らかい便や、排便回数の増加も「下痢」と表現する。危険な「下痢」とは、急性の強い便意、渋り腹、タール便である。

　身体に重大な刺激が加われば交感神経が興奮する。結果として冷汗が出たり、顔色が悪くなったり、動悸（脈拍数増加）などが起こる。しかし、あまりにも刺激が強すぎると、交感神経の興奮が「暴走」するのを抑えるために副交感神経も同時に興奮する。その結果として、消化管運動が亢進し、腹部の違和感や便意が起こる。便意とは文字通り「排便したい感覚」であるが、排泄されるのは少量の軟便やカスのような便である。水様便ではない。

　実際に、急性心筋梗塞やくも膜下出血の発症時にも、強い刺激によって突然の便意（患者は「下痢」と訴える）が起こることがある。この場合は冷汗、嘔吐、顔色不良などを伴うことが多く、急性胃腸炎（「下痢」と嘔吐）と誤診されやすい。渋り腹とは、直腸の刺激による、残便感を伴う頻回の便意である。これも排泄されるのは少量の軟便かカスであり、水様便ではない。渋り腹は軽症直腸炎による直腸「内側」の刺激でも、危険な腹腔内出血や腹膜炎による直腸「外側」からの刺激でも起こりうる。

　胃や十二指腸潰瘍からの出血は吐血となることが多いが、ときに十二指腸潰瘍では肛門側のみに血液が流れ、吐血を欠くタール便（ノリのつくだ煮のような黒い軟らかい便）が認められることがある。これを「下痢」だと訴える患者がいる。とくに高齢者はタール便を「下痢」と訴えやすい。

参考文献
1. 佐仲雅樹：" 理論と直感で危険なサインを見抜く". カイ書林 (2013).

索 引

A-Z

ACS	51
Acute Coronary Syndrome	51
Acute Sickness Behavior	49
Diabetic Ketoacidosis	62
DKA	62
HHS	63
Hyperglycemic Hyperosmolar State	63
Japan Coma Scale	22
PE	61
Pulmonary Embolism	61
safty netting	46
SAH	53
SIRS	19
SIRSの診断基準	23
Subarachnoid Hemorrhage	53

あ行

アイコンタクト	34
亜急性	14
亜急性/慢性重症疾患	28
亜急性/慢性重症疾患グループ	27
亜急性/慢性重症疾患のレッドフラッグサイン	7
亜急性甲状腺炎	29
悪性疾患	28
悪性腫瘍	61
頭が痛い	76
圧迫感	28
アルコール依存	54
安全に様子をみる方法	47
アンダートリアージ	17, 78
安定狭心症	52
胃が痛い	79
息切れ	4, 5, 28, 61
意識障害	23
意識障害の評価	22
異所性妊娠	58
痛み	28, 38
1型糖尿病	62
一見軽症な重症疾患	46
いつもと同じ症状	45
いつもの症状	29
いまひとつはっきりしない	34
意欲低下	5
医療現場のトリアージ	12
咽頭痛	7, 52, 55
栄養障害	29
炎症促進物質	49, 60
嘔気・嘔吐	23
黄疸	4
悪寒戦慄	7, 28
お薬手帳	72
遅れて重症化	47
OTC薬	31
OTC薬の乱用・長期使用	41
お腹の調子が悪い	69
オーバートリアージ	17, 37, 78
OPQRST問診チェックリスト	39
OPQRSリスト	3
重い基礎疾患	31

か行

潰瘍性大腸炎	29
会話のとぎれ	24
顔の特徴	32
過換気	63
覚醒	34
ガス交換サイクル	19, 20, 38
ガス交換サイクルの安定性	24
風邪	52
変わった言動	38
寛解・増悪因子	39, 45
寛解因子	3
肝硬変	6, 54
患者とのコミュニュケーション	34
患者の顔	32
患者背景	6, 17, 19, 69
感冒	8
顔面蒼白	48
既往歴	3
危険な落とし穴	27
危険な下痢	82

索引

基礎疾患	30
ぎっくり腰	9
機能性ディスペプシア	80
気分が悪い	64
急患センター	75
吸気時の大きな雑音	5
救急外来	12
救急搬送	12
急性	14
急性胃腸炎	60
急性ウイルス性胃腸炎	69, 74
急性ウイルス性胃腸炎（急性下痢症）	8
急性ウイルス性胃腸炎の特徴	44
急性冠症候群	51
急性期を超えて悪化するタイプ	41
急性下痢症	8
急性下痢症の特徴	44
急性喉頭蓋炎	55
急性重症疾患グループ	27
急性重症疾患のレッドフラッグサイン	7, 78
急性上気道炎（感冒）	8
急性上気道炎（感冒）の特徴	44
急性水様性下痢	82
急性大動脈解離	56
急性大動脈疾患	56
急性虫垂炎	59
急性の経過	41
急性腰痛症	9
急性腰痛症の特徴	45
胸部の痛み	28
胸部の違和感・不快感・痛み	4
局所剤	73
緊急事態	2
緊急度	12
くも膜下出血	53, 78
軽医療	11
経過	3, 39
経過観察	46
経過観察の仕方	47
経口避妊薬	61
軽症経過の逸脱	47
軽症疾患	14
軽症疾患グループ	27
軽症とはいい切れない疾患	14
軽度の意識障害	76
結核	28, 30, 31
血痰	4
血尿	4
ケトン体臭	63

下痢止めを下さい	73
原因疾患	17
原因疾患の想定	19
元気がない状態	49
倦怠感	5, 62
見当識障害	5
高血糖性高浸透圧状態	63
高熱	5
呼吸障害	20
呼吸障害の段階	21
呼吸不全	5, 19, 20, 24
五十肩	52
誤診	52
こもったような声	56
今後の潜在的な重症化	26

さ行

災害時	12
細菌性（化膿性）髄膜炎	54
細菌性副鼻腔炎	68
サイトカイン	60
サイトメガロウイルス	31
COPD	6
自覚症状	24
子宮外妊娠	58
視診	37
自然経過	14
持続する微熱	29
自動血圧計	37
しびれ	4
渋り腹	58, 82
重症化しやすい患者の素因	30
重症化のスピード	13
重症化の素因	30
重症疾患	14
重症度	12
重症度・緊急度に基づく現実的な疾患分類	15
重症度・緊急度による教科書的な疾患分類	15
重症度と緊急度の概念	13
重症度と緊急度の見積もり	19
重症のイメージ	26
粥状効果	51
受診が望ましい	2
受診勧奨	11
受診の仕方の説明	75
主訴	2, 3
循環不全	20
上気道炎	65

上気道症状	4, 66
症状が改善しない場合	2
症状の性状と程度	3, 39, 45
症状の捉え方	38
症状の部位	3, 39, 45
消耗	29
食欲低下	5
ショック	5, 19, 24
ショック（循環不全）の判断基準	21
自律神経症状	23
人格	33
真菌	31
心筋梗塞	51
迅速な返答	38
身体徴候	24
腎不全	6
推定のための診断理論	39
随伴症状	2, 3, 39
髄膜炎の三徴	54
頭痛	4, 54
頭痛持ち	76
正常な意識・精神状態	33
整腸剤	73
咳が止まらない	65
咳と痰	65
説明	46
セルフメディケーション	2, 11
穿孔性腹膜炎	59
全身症状	4
全身状態	13, 17, 19
全身状態の悪化過程	22
全身状態の症候群	23
全身状態の評価法	38
全身状態を反映する窓	34
全身性炎症反応症候群	49
全身性炎症反応症候群の診断基準	23
全身的な症状	39
前兆	19, 25, 38
選別	12
せん妄状態	34
増悪因子	3
臓器不全	31

た行

体重減少	29, 67
体調管理のアドバイス	73
大動脈瘤破裂	56
多剤処方	6, 30
立ちくらみ	5
タール便	82
担癌患者	6
注意力低下	5
長時間の不動状態	61
強い咽頭痛	28
できるだけ早く受診	2
点鼻薬	73
電話	12
電話による問診	75
動悸	4, 5
動機	28
動悸	82
透析患者	31
糖尿病	60
糖尿病患者	31
糖尿病性ケトアシドーシス	62
吐血・下血・血便	4
突然の頭痛	78
突然発症した痛み	28
突発性の痛み	40
突発性の頭痛	77
突発性の発症	41
トリアージシステム	1
トリアージシステム運用上の注意点	2
トリアージフローチャート	1
トリアージレベル	18
トリアージレベルの決定	16, 17
努力呼吸	5
トローチ	73
頓服	80

な行

何か変だ	18
何ともいえない不快感	64
認知	34
寝汗	67
脳動脈瘤の破裂	53
膿瘍	28

は行

敗血症	23, 60
配合成分の少ないもの	73
肺塞栓症	61
バイタルサイン	37
歯がガチガチする	28
初めて経験するタイプの急性の痛み	28

85

索 引

初めて体験する頭痛	77
発症と経過パターン	40
発症の仕方	39
発症様式	3
発熱	60
鼻声	66
パルスオキシメーター	37
反発力低下	34
非日常的な顔	32
響くような頭痛	7, 28
皮膚蒼白	5, 23, 48
皮膚の蒼白	24
ヒポクラテスの誓い	73
肥満	61
頻呼吸	5, 5
頻拍数増加	82
不安定狭心症	51
フィジカルアセスメント	37
フィジカルイグザミネーション	37
フィードバック調節反応	23
不快感	28
腹腔内出血	58
副腎皮質ステロイドの内服	30
腹痛	7, 58, 59
腹部症状	4
腹部動脈瘤破裂	57
腹膜炎	59
浮腫	4
部分か全身か	38
部分的な症状	39
プラーク	51
β遮断薬	31
ペットボトル症候群	62
便意	82
片頭痛	30
放散痛の有無と部位	39
放散痛の部位	3
ポリファーマシー	6, 30, 31

ま行

麻痺	4
Marfan症候群	56
慢性	14
慢性感染症	28
慢性機能不全	31
慢性持続性のパターン	43
慢性心不全	6
慢性腎不全	54
慢性反復性のパターン	43
慢性閉塞性肺疾患	6
3つのC	46
見逃されやすい疾患	27
見逃し	46, 78
見逃しが多い	37
見逃してはならない急性重症疾患	4
無菌性炎症	49
虫歯	52
目に力がない	34
目の重要性	33
めまい	4, 5
免疫低下状態	54, 60
免疫抑制状態	30, 31
免疫抑制状態の患者	30
免疫抑制薬	31
問診	2
問診の基本形	3
問題となる患者背景	31

や行

夜間の転倒の原因	73
薬歴	3
薬局	12
薬局で対応可能な軽症疾患	29
薬局で対応できる急性軽症疾患	4
薬局では対応できない症状	4
薬局トリアージ	1, 4
腰痛	4
腰背部痛	7, 28

ら行

卵管妊娠	58
リスクの最小限化	46
リスクマネジメント	1
流涎	55
リンパ節腫脹	4
冷汗	5, 23
レベル1	2
レベル2	2
レベル3	2

その時、薬剤師はどのように判断するか
フローチャートによるトリアージ実践マニュアル

平成 26 年 6 月 30 日 発　行

著作者　　佐　仲　雅　樹

発行者　　池　田　和　博

発行所　　丸善出版株式会社
　　　　　〒101-0051　東京都千代田区神田神保町二丁目17番
　　　　　編集：電話(03)3512-3261／FAX(03)3512-3272
　　　　　営業：電話(03)3512-3256／FAX(03)3512-3270
　　　　　http://pub.maruzen.co.jp/

© Masaki Sanaka, 2014

組版印刷・製本／藤原印刷株式会社

ISBN 978-4-621-08839-5 C 3047　　　　　Printed in Japan

JCOPY 〈(社)出版者著作権管理機構　委託出版物〉
本書の無断複写は著作権法上での例外を除き禁じられています．複写
される場合は，そのつど事前に，(社)出版者著作権管理機構(電話
03-3513-6969，FAX 03-3513-6979，e-mail：info@jcopy.or.jp)の許諾
を得てください．

現場のトリアージのポイント

- 薬剤師のトリアージとは「判断」であり「診断」ではない。
- アンダートリアージもオーバートリアージも起こらないのが理想的トリアージである。
- 現実は理想と異なる。「患者の生命」を第一に考えれば、オーバートリアージは許容されても、アンダートリアージは許容されにくい。
- 「不確実性」の高い混沌とした現場では、アンダートリアージとオーバートリアージのせめぎ合いである。判断に迷ったらオーバートリアージを。経験を積むとオーバートリアージが少なくなってくる。

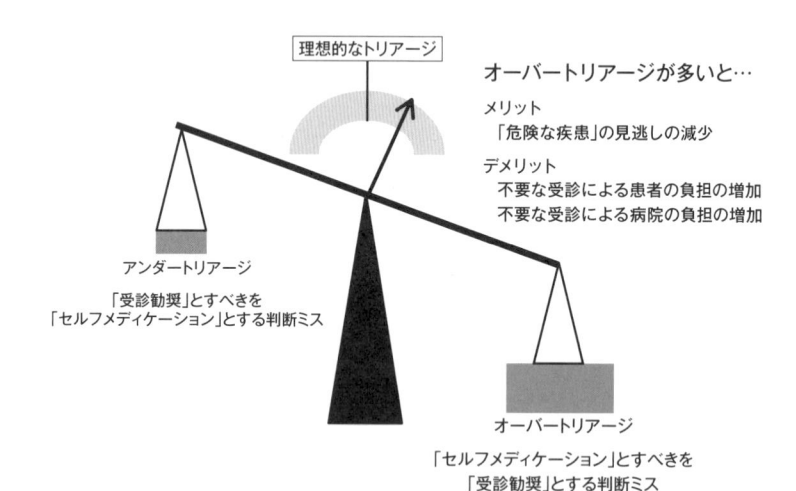

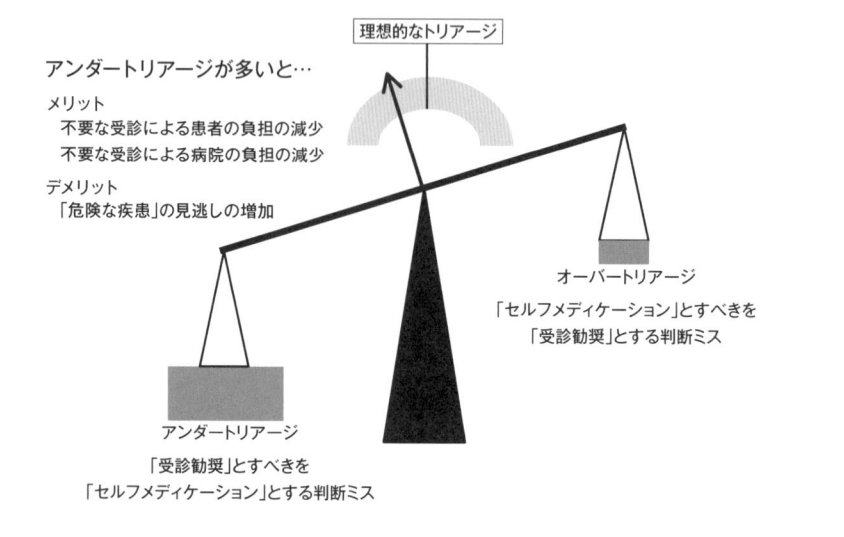

オーバートリアージが多いと…

メリット
　「危険な疾患」の見逃しの減少

デメリット
　不要な受診による患者の負担の増加
　不要な受診による病院の負担の増加

アンダートリアージ
「受診勧奨」とすべきを
「セルフメディケーション」とする判断ミス

オーバートリアージ
「セルフメディケーション」とすべきを
「受診勧奨」とする判断ミス

アンダートリアージが多いと…

メリット
　不要な受診による患者の負担の減少
　不要な受診による病院の負担の減少

デメリット
　「危険な疾患」の見逃しの増加

オーバートリアージ
「セルフメディケーション」とすべきを
「受診勧奨」とする判断ミス

アンダートリアージ
「受診勧奨」とすべきを
「セルフメディケーション」とする判断ミス

表 I-1　問診の基本形（OPQRSリスト）

❶「どうされましたか？」
　……**主訴**（患者がもっとも困っている／もっとも気になっている症状）

❷「いつからですか？」あるいは「症状はどういうふうに始まりましたか？」
　……**発症様式**（**O**nset）

❸「ほかに症状はありますか？」
　……**随伴症状**（**S**ymptom associated）

❹「症状はよくなってますか？　悪くなってますか？　変わりませんか？」
　……**経過**（**T**ime-Course）

❺「症状はどれくらい辛いですか？　たとえば、日常生活や睡眠に差し障りがありますか？」
　……**症状の性状と程度**（**Q**uality／**Q**uantity）

❻「いままでにカゼや胃腸炎以外の大きな病気をしたことがありますか？」
　「いま、何かの病気で病院に通ってますか？　もしそうであれば、お薬手帳はおもちですか？」
　「いままで何か特定の薬を飲んで、発疹がでたり体調を崩したことはないですか？」など
　……**聞き漏らした情報、既往症、薬歴など**

必要に応じて：
❼「どうすれば症状は悪化しますか？　もしくは軽くなりますか？」
　……**寛解・増悪因子**（**P**alliative／**P**rovocative factor）

＊症状の部位／放散痛の部位（**R**egion／**R**adiation）は主訴や随伴症状を確認するときに聞き出せる（ノドの痛み、腹部の違和感、など）。
＊寛解・増悪因子（**P**alliative／**P**rovocative factor）は必須ではない。